Weibliche Sexualität
Götz Kockott

Psychiatrie für den Praxisalltag

Herausgegeben von
Volker Faust

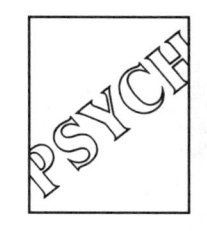

Weibliche Sexualität

Funktionsstörungen.
Erkennen — Beraten — Behandeln

Götz Kockott

4 Abbildungen, 9 Tabellen

Hippokrates Verlag Stuttgart

CIP-Kurztitelaufnahme der Deutschen Bibliothek

Kockott, Götz:
Weibliche Sexualität : Funktionsstörungen erkennen – beraten – behandeln / Götz Kockott. – Stuttgart : Hippokrates-Verl., 1988
(Psychiatrie für den Praxisalltag)
ISBN 3-7773-0924-9

Anschrift des Verfassers:

Professor Dr. med. Götz Kockott
Psychiatrische Klinik und Poliklinik
rechts der Isar der TU München
Ismaninger Straße 22
8000 München 80

Anschrift des Herausgebers:
Professor Dr. med. Volker Faust
Leiter des Bereichs Forschung und Lehre
Oberarzt der Akutpsychiatrie II, PLK Weißenau
7980 Ravensburg-Weißenau

Wichtiger Hinweis

Medizin als Wissenschaft ist ständig im Fluß. Forschung und klinische Erfahrung erweitern unsere Kenntnisse, insbesondere was Behandlung und medikamentöse Therapie anbelangt. Soweit in diesem Werk eine Dosierung oder eine Applikation erwähnt wird, darf der Leser zwar darauf vertrauen, daß Autoren, Herausgeber und Verlag größte Mühe darauf verwandt haben, daß diese Angabe genau dem **Wissensstand bei Fertigstellung** des Werkes entspricht. Dennoch ist jeder Benutzer aufgefordert, die Beipackzettel der verwendeten Präparate zu prüfen, um in eigener Verantwortung festzustellen, ob die dort gegebene Empfehlung für Dosierungen oder die Beachtung von Kontraindikationen gegenüber der Angabe in diesem Buch abweicht. Das gilt nicht nur bei selten verwendeten oder neu auf dem Markt gebrachten Präparaten, sondern auch bei denjenigen, die vom Bundesgesundheitsamt (BGA) in ihrer Anwendbarkeit eingeschränkt worden sind.
Geschützte Warennamen (Warenzeichen) werden nicht besonders kenntlich gemacht. Aus dem Fehlen eines solchen Hinweises kann also nicht geschlossen werden, daß es sich um einen freien Warennamen handele.

ISBN 3-7773-0924-9

© Hippokrates Verlag GmbH, Stuttgart 1988

Jeder Nachdruck, jede Wiedergabe, Vervielfältigung und Verbreitung, auch von Teilen des Werkes oder von Abbildungen, jede Abschrift, auch auf fotomechanischem Wege oder im Magnettonverfahren, in Vortrag, Funk, Fernsehsendung, Telefonübertragung sowie Speicherung in Datenverarbeitungsanlagen, bedarf der ausdrücklichen Genehmigung des Verlages.

Printed in Germany 1988. Grundschrift: 9/10,5 Times (System Autologic).
Satz und Druck: Druckerei Schäuble, Stuttgart.

Inhaltsverzeichnis

Geleitwort 7
1. Einleitung 9
2. Ungestörte Sexualität 11
   Sexuelle Appetenz 11
   Physiologische Reaktionen 12
   Das Zentralnervensystem 18
   Die Sexualhormone 19
   Derzeit praktiziertes Sexualverhalten 23
3. Symptomatologie 29
4. Diagnostik 33
   Voraussetzungen für das Gespräch 33
   Die Gesprächsführung 34
   Reihenfolge der Exploration 35
   Erfassung der Symptomatik 36
   Organogenese – Psychogenese 36
   Klinische und Laboruntersuchungen 37
   Weiterführende Diagnostik 37
5. Organische Ursachen 41
   Die Algopareumie 41
   Organogenese der übrigen sexuellen Funktions-
   störungen der Frau 43
6. Psychogenese 50
   Probleme mit der Sexualität 51
   Probleme in der Beziehung 54
   Probleme in der Persönlichkeit 58
   Störungsspezifität 63
7. Sexuelle Funktionsstörungen bei psychiatrischen
   Erkrankungen 65
8. Sexualberatung 66
   Körperliche Krankheiten 68
   Jugendliche Frauen 71
   Junge erwachsene Frauen 73
   Mittlere Jahre der Frau 74
9. Therapie organisch bedingter Funktions-
   störungen 76

10. Psychotherapie 77
    Die therapeutischen Verfahren 77
    Die Therapeuten 78
    Ehe- und Familientherapie 79
    Psychoanalytische Verfahren 80
    Verhaltenstherapie 81
    Die therapeutischen Schritte 83
    Therapeutische Weiterentwicklung 90

11. Sexualität und Schwangerschaft 92

12. Sexualität im höheren Lebensalter 95
    Sexuelle Aktivität 95
    Einstellung zur Sexualität 96
    Sexualphysiologie 97
    Sexualstörungen 98

13. Literatur 102

14. Sachverzeichnis 108

Geleitwort

Die Sexualität hat im menschlichen Leben einen wichtigen Stellenwert. Um so schwerwiegender, manchmal geradezu tragisch mag sich in vergangener Zeit die Unmöglichkeit ausgewirkt haben, bei entsprechenden Funktionsstörungen Rat und Hilfe zu suchen. Das lag nicht nur an der Scheu der Betroffenen, das lag auch an mangelnder Kenntnis und damit am Erfahrungsdefizit auf ärztlicher Seite. Und wenn auch viele Kollegen für eine fundierte Aus- und Weiterbildung auf diesem Gebiet dankbar gewesen wären, es gab sie nicht. Auch heute vermag die Sexualwissenschaft nur langsam, unverständlich langsam ihr wertvolles Wissensgut zu verbreiten.

Selbst in unserer Zeit, in der die Sexualität in jedem Bereich hemmungslos vermarktet wird, ist nach allgemeiner Erfahrung die Scheu vor einem Gespräch über sexuelle Fragen bei manchen Kollegen größer als bei den betroffenen Patienten. Die Konsequenzen liegen auf der Hand. Doch selbst wenn ein Kollege die Not sieht und willens ist, gezielt darauf einzugehen, es fehlen ihm häufig die Voraussetzungen – und zwar schon vom Studium her. Manche nehmen dann Zuflucht zu rigiden Explorations- und Untersuchungsschemata, und gerade das ist falsch.

Ein weiteres Problem ist die Komplexität sexueller Störungen. Sie werden fast immer durch ein Bündel psychischer, psychosozialer und körperlicher Faktoren hervorgerufen. Eine einzige Ursache ist in der Regel nicht ausreichend, eine Sexualstörung auszulösen oder zu unterhalten. Vor allem sind sexuelle Probleme mit einem unbeteiligten Partner undenkbar. Das aber verlangt Paargespräche und diese haben ihre eigene Psychodynamik, die nicht wenigen Kollegen so vielschichtig erscheint, daß sie gerne umgangen wird.

Schließlich ist gerade die Sexualität seit jeher von gesellschaftlichen Normen geprägt, die zudem in unserer schnelllebigen Welt häufig wechseln. Das ist ein weiterer Faktor der Verunsicherung. Andererseits können diese Normen, die häufig von den Massenmedien unkritisch verbreitet oder einseitig interpretiert werden, manche Menschen oder

Paare, die sich plötzlich nicht mehr der Norm zugehörig fühlen, derart unter Druck setzen, daß sie die sexuelle Erlebnisfähigkeit beeinträchtigen. Hier ist der Arzt als Autorität gefragt, der über kurzlebigen Modeströmungen und Gesellschaftstrends steht und damit beruhigend und stabilisierend wirkt.

Dies wollen vorliegende Ausführungen unterstützen: komprimiert dargestellt, wissenschaftlich auf dem neuesten Stand, eindeutig in Aussage und Handlungsanweisungen. Ähnlich wie in dem Band über »Männliche Sexualität« des gleichen Autors liegt der Schwerpunkt neben einer Einführung in die ungestörte Sexualität der Frau vor allem in Symptomatologie und diagnostischen Möglichkeiten: Gesprächsführung mit speziellen Hinweisen zur Exploration, Fragen zur Organo- und Psychogenese sowie klinische und Laboruntersuchungen. Wichtig die Kenntnis somatischer und psychiatrischer Ursachen sexueller Störungen, unerläßlich das Wissen um psychodynamische Aspekte: Abwehr, Selbstverstärkungsmechanismen, Partnerprobleme, Lerndefizite u. a. Auch die Sexualität im höheren Lebensalter wird ausführlich besprochen.

Einen großen Raum nimmt die Sexualberatung, insbesondere die prophylaktische Sexualberatung ein – ein ärztliches Aufgabenfeld, das in Zukunft erheblich expandieren dürfte.

Die vorliegende Taschenbuchreihe geht auf die wiederholten Anregungen von niedergelassenen und klinisch tätigen Kollegen zurück. Gefordert wurden möglichst aktuelle Themen in praxisbezogener und übersichtlicher Darstellung, die eine rasche Information erlauben. Wir hoffen, dem mit den drei Bänden über »Männliche Sexualität«, »Weibliche Sexualität« und »Sexuelle Variationen« von Götz Kockott weitgehend entgegenzukommen.

Um diesen Auftrag auch weiterhin so gut wie möglich zu erfüllen, sind wir jedoch unverändert auf konstruktive Kritik und Ergänzungsvorschläge angewiesen.

Dafür im voraus unseren herzlichen Dank.

Ravensburg-Weißenau, im Sommer 1988

Der Herausgeber

1. Einleitung

Ende der fünfziger, Anfang der sechziger Jahre erlebten wir einen »sexuellen Liberalisierungsprozeß« (*Sigusch* und *Schmidt, 1973*). Diese freiere Einstellung zur Sexualität hatte ihre positiven und negativen Aspekte. Die positive Seite war der Abbau von Ängsten und Schuldgefühlen gegenüber der Sexualität. Patienten mit sexuellen Problemen trauen sich seither viel eher, ihren Hausarzt oder andere Personen ihres Vertrauens um Rat zu fragen. Die negative Seite sind neue Normen, die neue Probleme verursachen. Viele an sich gut gemeinte Aufklärungsbücher und -filme hatten die Sexualität überbetont, Häufigkeiten sexueller Kontakte verzerrt beschrieben und dadurch beigetragen, neue sexuelle, sehr leistungsorientierte Normen zu etablieren. Die skizzierte Entwicklung ist Ursache dafür, daß heute mehr Patientinnen als früher sexuelle Probleme in der ärztlichen Praxis zur Sprache bringen. *Arentewicz* und *Schmidt* (1986) berichten, daß allein in Hamburg jede Woche über 1000 Patienten einen Arzt wegen Sexualstörungen aufsuchen. *Buddeberg* (1987) führte in ausgewählten Praxen eine systematische Befragung durch und kam zu dem Ergebnis, daß mindestens 29 % der Frauen unter sexuellen Funktionsstörungen litten. Die Ärzteschaft ist auf sexuelle Fragen ihrer Patientinnen zwar sehr viel besser vorbereitet als vor ca. 10 Jahren, aber noch immer gibt es Wissenslücken. Sie zu schließen ist das Hauptanliegen dieses Büchleins.
Die sexuellen Funktionsstörungen des Mannes wurden bereits beschrieben (*Kockott, 1988*); jetzt folgt die Darstellung der Störungen bei der Frau. Die Geschlechtsunterschiede sind der Grund der getrennten Darstellung; diese Differenzen manifestieren sich in unterschiedlichen physiologischen Reaktionen auf sexuelle Stimulierung, im Sexualverhalten und in den emotionalen Einstellungen zur Sexualität. Dabei ist oft sehr schwer zu entscheiden, ob diese Unterschiede biologisch oder psychosozial bedingt sind. Sehr wahrscheinlich bestehen häufig Wechselwirkungen. Obwohl Frauen in ihrer Sexualität wesentlich varia-

bler sind als Männer und sowohl in ihrem Verhalten als auch in ihrer Aktivität mehr Extreme zeigen (*Kinsey*, 1953), gibt es zwischen Mann und Frau im sexuellen Bereich auch sehr viel Gemeinsames. Ich werde deswegen öfters auf meine Ausführungen über die sexuellen Funktionsstörungen des Mannes verweisen.

Das vorliegende Büchlein behandelt die *sexuellen Funktionsstörungen* der Frau. Gynäkologische Bereiche wie Zyklusstörungen, Klimakterium und Menopause bespreche ich nicht. Ebenso gehe ich nicht auf Fragen der Fertilität und Kontrazeption ein. Hierzu verweise ich auf die gynäkologische Standardliteratur.

Ich benutze häufig die Ausdrücke *Sexualverhalten, sexuelle Verhaltensweisen* u. ä. Das hat seinen Grund. Der Begriff Sexualität ist äußerst allgemein. Er wird sehr unterschiedlich gebraucht und zum Teil sehr ausgeweitet. Ich benutze ihn nur, wenn ich seinen Inhalt gleichzeitig definieren kann. Um nicht »rahmenlos« zu werden, konzentriere ich mich in diesem Kompendium auf die Beschreibung und Besprechung sexueller Verhaltensweisen und sexuellen Erlebens.

Frauen können in ihrer sexuellen Erlebnisfähigkeit stark gestört sein, wenn sie mit ihrer sozialen Rolle als Frau Schwierigkeiten haben. Wir sind z. Z. mitten in der Auseinandersetzung um ein neues Verständnis der Frauenrolle. Zu Beginn der Emanzipationsbewegung schlug das Pendel übermäßig aus. Nur die berufstätige Frau galt als »vollwertig«, die Tätigkeit der »Nur-Hausfrau« wurde abqualifiziert, die Rolle als Mutter sehr zwiespältig erlebt. Viele Frauen standen und stehen in dem Konflikt, Mutter *oder* berufstätige Frau sein zu müssen, da es die gesellschaftlichen Verhältnisse noch immer nur in Ausnahmen erlauben, beides zu vereinen. Einige Ansichten haben sich bereits wieder geändert; die Hausfrauenrolle wird mehr geachtet, sie gewinnt an Anerkennung, und es erscheinen Bücher, etwa mit dem Titel: »Mutter und Emanzipation – kein Widerspruch.« Es ist nur natürlich, daß sich diese laufenden Auseinandersetzungen auch im Erleben von Sexualität bei der Frau widerspiegeln.

2. Ungestörte Sexualität

Um Ursachen, Diagnostik und Therapie der sexuellen Funktionsstörungen zu beschreiben, genügt das übliche medizinische Krankheitsmodell nicht, weil es die wichtigen psychosozialen Aspekte nicht berücksichtigt. Deshalb ist es auch nicht möglich, von gesunder und kranker Sexualität zu sprechen. Das Modell ist schon bei den Männern unzureichend, obwohl hier zumindest deutlich sichtbare (erkennbare) Symptome bestehen, wenn die Sexualität gestört ist, z. B. das vorzeitige Nachlassen der Erektion oder die Ejaculatio praecox. Bei Frauen fehlen häufig klar definierbare Ausfälle, und wenn sie bestehen, sind die Übergänge zur Normalität äußerst fließend. Es scheint mir sinnvoller, deshalb von gestörter und ungestörter Sexualität zu sprechen. Damit können wir dem Umstand Rechnung tragen, daß eine Patientin ein bestimmtes sexuelles Erleben als »normal«, »ungestört« empfindet, eine andere Patientin schon nicht mehr; durch die Unterscheidung in gestört und ungestört bleibt also die »subjektive Grenzziehung« erhalten. Die Begriffe kranke und gesunde Sexualität implizieren dagegen eine nicht existierende scharfe objektive Grenze. Die fließenden Übergänge erschweren aber in der aktuellen Patientensituation die Entscheidung, ob eine bestimmte Problematik der Behandlung oder vielleicht nur einer Beratung bedarf. Für diese Entscheidung brauchen wir einen Bezugsrahmen; er wird uns am besten geliefert durch unser Wissen über die normalphysiologischen Vorgänge und über das derzeit übliche Sexualverhalten.

Sexuelle Appetenz (Libido)

Der Begriff Libido ist vieldeutig und erklärt sich nicht selbst. Ich bevorzuge deshalb den Begriff *sexuelle Appetenz,* der bereits im Wort etwas ausdrückt wie »Appetit auf Sexualität«, und so ist er auch gemeint: Das lustvoll erlebte Verlangen nach irgendeiner Form sexueller Handlung. Oft wird behauptet, die sexuelle Appetenz sei bei Frauen geringer als bei Männern. Unterschiede im Plasmaspiegel des Testosterons zwischen Mann und Frau, des wichtigsten Hormons für das sexuelle Erleben (s. S.20), könnte dafür sprechen. Andererseits spielen hier kulturelle Normen sicher eine große Rolle. Mißt man sexuelle Appetenz daran, wie häufig jemand die Initiative zu sexuellem Kontakt ergreift, dann wird die allgemeine Meinung über »angemessenes weibliches Verhalten« ein sehr entscheidender Faktor. Frauen ergreifen häufiger die Initiative in festen, eheähnlichen als in lockeren Beziehungen; auch das scheint im wesentlichen sozio-kulturell bedingt. Da die Stärke der sexuellen Appetenz wahrscheinlich sowohl hormonell beeinflußt wird, als auch von den bereits genannten sozio-kulturellen und sonstigen äußeren Umweltfaktoren, aber auch von der inneren Stimmung abhängt, schwankt sie deutlich sowohl intra- als auch interindividuell, ohne daß deshalb schon von einer Gestörtheit zu sprechen wäre. Es versteht sich von selbst, daß die Intensität der sexuellen Appetenz in einer Partnerschaft vor allem mit der Stärke der Zuneigung, der Innigkeit und Liebe zueinander zusammenhängt.

> Während die sexuelle Appetenz beim Manne ihren Höhepunkt um das 20. Lebensjahr erreicht und etwa ab dem 30. Lebensjahr langsam aber kontinuierlich nachläßt, steigt die sexuelle Appetenz bei der Frau bis etwa zum 35. Lebensjahr an und bleibt dann in der Regel in dieser Höhe bis weit ins hohe Lebensalter erhalten, auch über die Zeit des Klimakteriums hinaus.

Physiologische Reaktionen

Mit den physiologischen Reaktionen auf sexuelle Stimulierung haben sich *Masters* und *Johnson* (1967) ausführlich beschäftigt: Sie untersuchten 382 Frauen und 312 Männer, die vorwiegend einer höheren sozialen Schicht angehörten. Zusätzlich zu den physiologischen Untersuchungen wur-

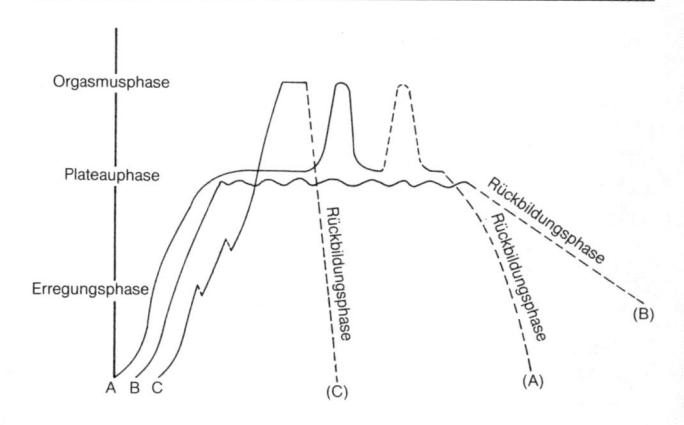

Abb. 1 Der sexuelle Reaktionszyklus der Frau (aus: *Masters, W. H., Johnson, V. E.:* Die sexuelle Reaktion. Akademische Verlagsgesellschaft, Frankfurt/Main 1967)

den 619 Frauen und 654 Männer befragt. *Masters* und *Johnson* sprechen von einem sexuellen Reaktionszyklus körperlicher Veränderungen, den sie in vier Phasen unterteilen:

1. Erregungsphase
2. Plateauphase
3. Orgasmusphase
4. Rückbildungsphase

Zur Beschreibung der psychischen Aspekte sexueller Erregung ist diese Unterteilung allerdings inadäquat. *Masters* und *Johnson* betonen die großen individuellen Unterschiede hinsichtlich Dauer und Intensität jeder spezifischen physiologischen Reaktion (z. B. Pulsfrequenz, Blutdruckerhöhung) auf sexuelle Reize. Sie sagen aber auch, daß, trotz geschlechtsbedingter Unterschiede in den Abläufen der Reaktion, die Ähnlichkeiten im Ablauf bei Mann und Frau das beeindruckendste Ergebnis ihrer Untersuchung gewesen sind. Allerdings ist der Ablauf des gesamten Zyklus bei der Frau sehr viel variabler (Abb. 1).

Die Geschlechtsorgane

Erregungsphase: Als erstes physiologisches Zeichen sexueller Erregung entwickelt sich die *vaginale Lubrikation*. Weiterhin kommt es bei der Frau, die noch nicht geboren hat, zu einer *Elevation* und *Abflachung* der *Labia majora* gegen das Perineum, bei der Multipara zu einem *Auseinanderweichen* und *Anschwellen* der *Labia majora*. Auch die *Labia minora* vergrößern sich. Beim Übergang zur Plateauphase *erweitert* und *verlängert* sich die *Vagina*.

Plateauphase: Jetzt entwickelt sich die sogenannte *orgastische Manschette* im äußeren Drittel der *Vagina,* die den Durchmesser der Vagina um mindestens die Hälfte verkleinern kann. Relativ konstant kommt es zu einer derartig auffällig *roten Verfärbung* der *Labia minora,* daß sie als »sex skin« bezeichnet wird. Diese Verfärbung sei ein untrügliches Zeichen für einen kurz darauf erfolgenden Orgasmus, wenn die sexuelle Stimulierung ohne Unterbrechung weitergeht.

Orgasmusphase: Im Orgasmus der Frau treten *Kontraktionen des Uterus* und der *orgastischen Manschette* auf, die sich zunächst rasch wiederholen, danach noch abgeschwächt 2–4mal in längeren unregelmäßigen Abständen. Die Physiologie des Orgasmus der Frau ist als ein Reflex vorstellbar. Direkte oder indirekte Klitorisstimulation stellt den sensiblen Ast des Reflexes dar, die Kontraktion der perivaginalen Muskeln und des Uterus den motorischen Ast. Über die genauere nervale Steuerung ist bisher nichts bekannt.

> Die Untersuchungen von *Masters* und *Johnson* haben jedoch eindeutig den alten psychoanalytischen Streit über die Wertigkeit eines klitoridalen gegenüber einem vaginalen Orgasmus ad absurdum geführt. Nachweislich ist der Orgasmus einer Frau sowohl vaginal, d.h. indirekt klitoridal, als auch direkt klitoridal auslösbar; in beiden Fällen spielt sich physiologisch die gleiche Reaktion ab.

Tab. 1 Sexueller Reaktionszyklus der Frau: genitale Reaktionen

	I. Erregungsphase	II. Plateauphase	III. Orgasmusphase	IV. Rückbildungsphase
Klitoris	Anschwellen der Glans clitoridis; vasokongestive Zunahme von Durchmesser und Länge des Corpus clitoridis.	Klitoris wird aus ihrer normalen Lage an den vorderen Rand der Symphyse gezogen.	Keine Änderung beobachtet.	Rückkehr zur Normallage innerhalb von fünf bis zehn Sekunden nach Beendigung der Kontraktionen der orgastischen Manschette; langsamer Verlust der Vasokongestion.
Vagina	Vaginale Lubrikation innerhalb von 10 bis 30 Sekunden nach Beginn jeder Art sexueller Stimulierung; Erweiterung und Verlängerung der Vagina; Farbveränderung der Vaginalwände.	Ausbildung der orgastischen Manschette im äußeren Drittel der Vagina; weitere Vergrößerung der Vagina.	Fünf bis zwölf Kontraktionen der orgastischen Manschette, die mit Intervallen von 0,8 Sekunden beginnen; Intervalle werden nach drei bis sechs Kontraktionen größer; die Intensität der Kontraktionen nimmt ab.	Schnelles Abschwellen der orgastischen Manschette; Relaxation der Vaginalwände; Rückkehr zur normalen Farbe (kann zehn bis fünfzehn Minuten dauern).
Uterus	Partielle Elevation des anteflektierten Uterus; Irritabilität des Corpus uteri.	Volle uterine Elevation; (Zelt-Phänomen); Irritabilität des Corpus nimmt zu.	Kontraktionen beginnen am Fundus, setzen sich über Corpus zum unteren Uterinsegment fort; Kontraktionsstärke parallel zur Intensität des Orgasmus; Multipara: Größenzunahme um ungefähr 50 %.	Klaffen des Orificium externum canalis cervicis über 20 bis 30 Minuten; Uterus kehrt zur Ausgangslage zurück; Zervix taucht in Receptaculum seminis.

(aus *Masters, W. H.* und *Johnson, V. E.*: Die sexuelle Reaktion. Akademische Verlagsgesellschaft, Frankfurt 1967)

	I. Erregungsphase	II. Plateauphase	III. Orgasmusphase	IV. Rückbildungsphase
Labia majora	Nullipara: Elevation und Auseinanderweichen der Labien, die sich abflachen. Multipara: vasokongestive Zunahme des Durchmessers; geringes Auseinanderweichen.	Nullipara: Labien können bei verlängerter Phase stark durch venöses Blut anschwellen. Multipara: weiteres vasokongestives Anschwellen wird vom Grad der Varikositäten bestimmt.	Nullipara und Multipara: keine Reaktion beobachtet.	Nullipara und Multipara: Rückbildung der Reaktionen.
Labia minora	Vergrößerung verlängert das Vaginalrohr um ungefähr einen Zentimeter.	(sex skin)-Phänomen charakteristisch für den bevorstehenden Orgasmus.	Keine Reaktion beobachtet.	(sex skin)-Phänomen bildet sich in zehn bis fünfzehn Sekunden zurück; Verlust der vasokongestiven Größenzunahme.
Bartholinsche Drüsen	Keine Reaktion beobachtet.	Sekretion von ein bis zwei Tropfen, die bei länger dauerndem Koitus die vaginale Lubrikation am Introitus unterstützt.	Keine Reaktion beobachtet.	Keine Reaktion beobachtet.

Das subjektive Erleben des Orgasmus kann sehr unterschiedlich sein. *Masters* und *Johnson* befragten 487 Frauen hierzu. Aufgrund dieser Befragungsergebnisse unterteilten sie das *subjektive Erleben* in drei Stadien:

1. Stadium: Die meisten Frauen beschreiben, daß sich zunächst aus einer starken sexuellen Erregung heraus ein

Gefühl des Stehenbleibens entwickelt mit *intensiven Empfindungen im Genitalbereich,* das nur kurz anhält. Gleichzeitig sei häufig die *Sinneswahrnehmung eingeengt.*

2. Stadium: Ein *starkes Wärmegefühl* tritt zunächst im Becken auf und breitet sich dann auf den ganzen Körper aus.

3. Stadium: Schließlich wird ein Gefühl des *Zusammenziehens im Vaginalbereich,* ein *Pulsieren* und *Pochen* in der Vagina und im Becken angegeben.

Der Orgasmus endet mit einem Gefühl des Nachlassens einer angenehm empfundenen inneren Anspannung, die in einen angenehm entspannten Zustand übergeht. Da die vorher beschriebenen drei Stadien durchaus nicht von allen Frauen deutlich spürbar erlebt werden, von einigen auch nur eines dieser Stadien, ergibt sich folgende praktische Erkenntnis:

> Die Angabe eines Gefühls angenehm empfundenen Nachlassens einer inneren Anspannung scheint das generelle Zeichen für einen Orgasmus der Frau zu sein.

Rückbildungsphase: Während sich in dieser Phase beim Mann mit dem Ende des Orgasmus eine charakteristische Refraktärzeit ausbildet, kann eine Frau einen erneuten Orgasmus erleben, ohne daß die sexuelle Erregung unter das Niveau der Plateauphase absinkt. Entsprechend ist auch das Abklingen der Vasokongestion bei der Frau gegenüber dem Manne verzögert.

Extragenitale Reaktionen

Brust: Die erste Reaktion der weiblichen Brust auf eine sexuelle Stimulierung ist die *Erektion der Mamillen,* gefolgt von einer *Größenzunahme der Brust* und einer *Schwellung der Areolae mammae.* Diese Reaktionen beginnen in der Erregungsphase und klingen in der Rückbildungsphase rasch bis auf die langsam zurückgehende Brustvergrößerung ab.

»Sex flush«: Manche Frauen reagieren mit einer Rötung der Haut, die sich oft über den ganzen Körper ausbreitet. Sie tritt spät in der Erregungsphase oder früh in der Plateauphase auf.

Hyperventilation, Tachycardie, Blutdruckerhöhung: Wie bei den Männern treten diese Reaktionen regelmäßig auf, beginnen meistens in der späten Plateauphase und bilden sich nach dem Orgasmus zurück. Dauer und Intensität dieser Reaktionen sind allerdings individuell außerordentlich unterschiedlich.

Muskelanspannung: Auch hier beginnt wie bei den Männern eine willkürliche und unwillkürliche Myotonie in der Plateauphase und erlebt ihr Maximum in der Orgasmusphase.

Transpiration: Wie bei den Männern beobachteten *Masters* und *Johnson* bei ca. einem Drittel der untersuchten Frauen unmittelbar nach dem Orgasmus eine Transpiration, die vor allem am Rücken, an den Schenkeln und der Brustwand auftrat, gelegentlich an Stirn und Oberlippe, unabhängig vom Ausmaß körperlicher Anstrengung.
Diese Angaben von *Masters* und *Johnson* sind nicht ganz unumstritten; so ist vor allem fraglich, ob die Muskelkontraktion der Vagina für das Orgasmuserleben notwendig ist.

Das Zentralnervensystem

Unser Wissen über den Einfluß des Zentralnervensystems auf die Sexualität des Menschen, insbesondere der Frau, ist äußerst dürftig. Es herrscht allgemeine Übereinstimmung, daß entsprechend den vermuteten spinalen Zentren für die Erektion auch die Zentren für die kongestiven Reaktionen der Frau irgendwo in den *Sakralsegmenten des Rückenmarks* zu suchen sind. In die zentralnervösen Steuerungszentren ist offenbar die *Hypophyse* als neuro-endokrine Schaltstelle einbezogen (*Lindquist,* 1971). Vor allem aber haben der *Hypothalamus* und *Thalamus* eine enge Verbindung zur zentralnervösen Sexualsteuerung. Zerstört man

im Tierversuch Teile des Hypothalamus, so wird die Sexualsphäre deutlich beeinflußt (*Schreiner* und *Kling,* 1957). Weiterhin scheint dem *limbischen System* und damit dem *Hippocampus* und ganz allgemein dem *Temporallappen* eine besondere Rolle zuzukommen. Hierfür sprechen die tierexperimentellen Untersuchungen von *Klüver* und *Bucy* (1939), deren Ergebnisse zur hypothetischen Annahme eines limbischen Ausfallsyndroms mit Zahmheit und »Hypersexualität« führten und die Reiz- und Ausschaltversuche am Affen von *MacLean* und *Ploog* (1962).
Bei der Übertragung dieser Befunde auf den Menschen sollten wir vorsichtig sein. Es ist zwar anzunehmen, aber bisher keinesfalls bewiesen, daß bei Menschen die gleichen Strukturen für die zentralnervöse Sexualsteuerung verantwortlich sind.

Die Sexualhormone

Das *Hypophysenvorderlappen-Gonaden-System* (Abb. 2) ist das wichtigste Hormonsystem für die Reproduktion und das Sexualverhalten. Unter dem Einfluß des Cortex sezerniert der Hypothalamus zwei Kontrollhormone, das

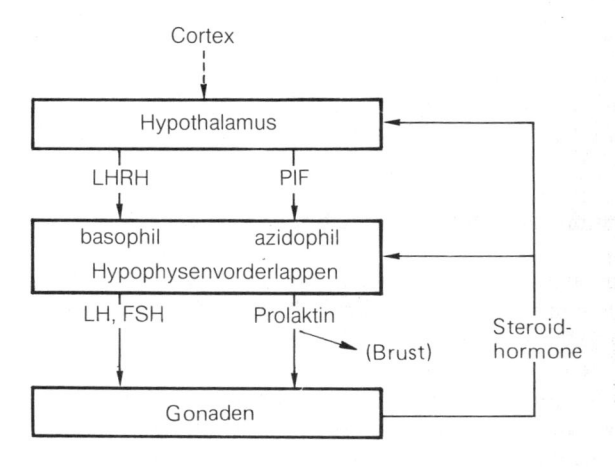

Abb. 2 Das Hypophysenvorderlappen-Gonaden-System

LHRH (LH-Releasing-Hormon) und das *PIF (Prolaktin inhibiting-Faktor)*. Das stimulierende *LHRH* setzt in den basophilen Zellen des Hypophysenvorderlappens die Produktion von *LH (luteinisierendes Hormon)* und *FSH (follikelstimulierendes Hormon)* in Gang, das hemmende PIF, eine dopaminerge Substanz, bremst in den azidophilen Zellen des Hypophysenvorderlappens die Prolaktinproduktion. Unter dem Einfluß von *LH* und *FSH* kommt es in den Gonaden der Frau zur *Steroidsynthese*. Außerdem wird dadurch der Zyklus reguliert. Das Prolaktin wirkt sowohl auf das Milch sezernierende System der weiblichen Brust, als auch auf die Gonaden. Seine Wirkungsweise ist unklar. Die in den Blutkreislauf gelangten Steroidhormone haben im Sinne eines Rückkoppelungsmechanismus einen regulierenden Einfluß auf die *LH-* und *FSH*-Produktion im Hypophysenvorderlappen und wahrscheinlich auch auf die *LHRH*-Produktion im Hypothalamus. Jeweils vor der Ovulation allerdings muß sich dieser Rückkoppelungsmechanismus kurzfristig ändern, sonst wäre der typische präovulatorische starke *LH*-Ausstoß nicht erklärbar. Im Hypothalamus beeinflussen die Steroidhormone wahrscheinlich die dort reichlich vorhandenen *Neurotransmitter* und umgekehrt. Von Bedeutung ist vor allem der *Serotoninstoffwechsel*. Aus Tierversuchen wissen wir, ein Absinken des Serotoninspiegels z. B. durch *Parachlorphenylalanin (PCPA)* und ein gleichzeitiges Ansteigen der *Katecholamine* führt zu einem Ansteigen des sog. mounting behaviour beim Tier. Beim Menschen ist diese Wirkung des *PCPA* nicht klar nachgewiesen.

Hormonwerte in verschiedenen Altersstufen

Pränatal ist beim weiblichen Fötus die *ovarielle Steroidproduktion* minimal. Der weibliche Urogenitaltrakt entwickelt sich ohne hormonelle Beeinflussung. In der Pubertät steigen die *Östrogenwerte* rasch an, und sehr bald entwickeln sich regelmäßige Zyklen. Ich verzichte auf eine Beschreibung ihrer Endokrinologie, sie ist in jedem Lehrbuch der Gynäkologie nachzulesen. Nach der Menopause sinken die Östrogenwerte massiv ab, aber variieren von Frau zu Frau erheblich, die *Androgenwerte* dagegen bleiben offenbar unverändert.

Wirkung der Steroidhormone auf die weibliche Sexualität

Viele Untersuchungen befassen sich mit dem Einfluß des Zyklus auf die weibliche Sexualität. Die Ergebnisse sind widersprüchlich. Einige Autoren (*Davis*, 1929, *Terman*, 1938) stellten eine Zunahme sexuellen Interesses unmittelbar vor und nach der *Menstruationsblutung* fest, andere (*Udry* und *Morris*, 1968) *periovulatorisch*. Der Grund für diese sehr unterschiedlichen Ergebnisse sind vor allem methodische Probleme (*Udry* und *Morris*, 1977), aber wahrscheinlich auch der Einfluß vieler psychosozialer Faktoren, die in den Untersuchungen nicht genügend berücksichtigt wurden.

Nach neueren Studien (*Sanders* et al. 1982, *Schreiner-Engel*, 1980) scheint das sexuelle Interesse kurz vor und nach den Menses zuzunehmen, aber nicht bei allen Frauen. Die endokrine Grundlage hierfür, falls es sie überhaupt gibt, ist genauso unklar wie die Frage, welchen Sinn ein solcher Zyklus sexueller Aktivität hätte.

Hormonelle Dämpfung sexuellen Interesses: *Progesteron* und andere *Gestagene* können die sexuelle Appetenz erniedrigen; das ist aus der Therapie der Endometriose mit Gestagen bekannt. Das Cyproteronacetat (*Androcur®*), ein Gestagenderivat, wird bei Männern ganz speziell zur Dämpfung des sexuellen Interesses angewandt. Die gelegentliche Reduktion der sexuellen Appetenz unter der Einnahme von *Ovulationshemmern* ist ein vielschichtiges Problem. Die meisten Frauen, wenn sie Veränderungen erleben, berichten über eine Steigerung sexuellen Interesses. Die seltenere Reduktion ist wohl oft ein psychisches oder partnerschaftliches Problem, kommt aber häufiger bei Ovulationshemmern mit hohem als mit niedrigem Gestagengehalt vor.

Anregung sexuellen Interesses durch Sexualhormone: *Androgen*-behandelte Frauen, z. B. bei metastasierendem

Mamma-Karzinom, geben manchmal deutlich gesteigertes sexuelles Interesse an. Ähnliche Befunde sind aus der Zeit bekannt, als Dysmenorrhoen mit Androgenen behandelt wurden; aber immer sind es nur einige Frauen, die diese Appetenzsteigerung beschreiben.

Bancroft (1985), der sich sehr ausführlich mit dem Einfluß der Hormone auf die weibliche Sexualität beschäftigt hat, faßt unser heutiges Wissen wie folgt zusammen:

»(Im Vergleich zum Mann) muß man bei der Frau vermehrt mit Einflüssen sozialer und psychologischer Faktoren rechnen. Aufgrund der Tendenz, daß Männer die Initiative bei sexueller Interaktion übernehmen, manifestiert sich spontanes sexuelles Verlangen von Frauen wahrscheinlich seltener in sexueller Interaktion. Möglicherweise gibt es bei Frauen ein Grundmuster physiologischer sexueller Reaktionen, für das periphere Östrogene notwendig sind, das aber von zentralen Hormonen unabhängig ist. Eine andere Möglichkeit wäre, daß Östrogene für zentrale Mechanismen nötig sind, aber nur in kleinen Mengen, so daß, wie auch beim Testosteronspiegel von Männern, die meisten intra- und interindividuellen Unterschiede im Östrogenspiegel für das Verhalten nicht bedeutsam sind. Die Bedeutung der Androgene für die weibliche Sexualität bleibt rätselhaft. Zumindest bei manchen Frauen scheinen sich Androgene auf das Verhalten auszuwirken. Es scheint aber fragwürdig, daß die Androgene für sexuelle Reaktionen von Frauen notwendig sind. Wie beim Mann können Androgene bei der Frau die sexuelle Appetenz steigern oder zumindest einige Komponenten sexueller Appetenz, die nicht unbedingt ein notwendiger Bestandteil weiblicher Sexualität sein müssen. Die Befunde legen nahe, daß das Ausmaß spontanen sexuellen Verlangens bei Frauen variabler ist als bei den Männern.

Der Bericht von *Garde* und *Lunde* (1980) zeigte, daß etwa ein Drittel der untersuchten Frauen niemals spontanes sexuelles Verlangen verspürte, obwohl diese Frauen durchaus in der Lage waren, auf sexuelle Stimulation mit Erregung und Lust zu reagieren. Bei vielen, die von spontanem Verlangen berichteten, trat dies eher selten auf. Diese Variationen könnte man durch Variationen im Testosteronspiegel erklären. Hierfür fehlen aber noch Beweise.

Wenn dies so wäre, dann würde es bedeuten, daß die normalen Variationen der Testosteronwerte bei Frauen anders als beim Mann innerhalb des Bereichs liegen, der für das Verhalten relevant ist. Dies würde auch die größere Variabilität sexuellen Verlangens von Frauen erklären.
Interessant ist auch, daß hohe Testosteronwerte häufiger bei Frauen vorkommen, die andere psychologische Merkmale aufweisen, die konventionellen heterosexuellen Beziehungen und traditionellen weiblichen Rollenvorstellungen eher entgegenstehen. Der Befund, wonach etwa ein Drittel lesbischer Frauen Testosteronwerte zeigt, die über dem Normbereich liegen, stünde mit dieser Hypothese im Einklang. Diese Testosteron-abhängigen Charakteristika könnten heterosexuelle Beziehungen erschweren und die Entwicklung homosexueller Präferenzen fördern. Die Bedeutung des Progesterons für die weibliche Sexualität bleibt ebenfalls rätselhaft. Es könnte eine hemmende Wirkung ausüben, die zu den zyklischen Veränderungen weiblicher Sexualität beitragen würde.«

Derzeit praktiziertes Sexualverhalten

Der Arzt wird in der Praxis oft vor der Frage stehen, ob ein bestimmtes Erleben von Sexualität, das ihm seine Patientin mitteilt, Ausdruck sexueller Gestörtheit ist oder nicht. Bezieht er sich in seiner Entscheidung allein auf seine eigenen Erfahrungen und auf sein eigenes Wertesystem, so ist das ein äußerst subjektiver Prozeß. Seine Anschauungen über Sexualität und sexuelle Verhaltensweisen könnten ja, durch die eigene Lebensgeschichte bedingt, stark von der allgemein üblichen Einstellung abweichen. Es ist deshalb sicher besser, sich an der derzeit praktizierten Sexualität zu orientieren. Natürlich muß der Arzt klären, ob seine Patientin sich nach diesem allgemeinen Maßstab richten kann. Mehr als eine Richtschnur kann das nicht sein. Die Informationen hierzu erhalten wir von epidemiologischen Befragungen. Alle bekannten Schwächen dieser Befragungen sind besonders relevant, wenn das Hauptthema Sexualität heißt. Es geht aber weniger darum zu erfahren, mit welchem Prozentsatz ein bestimmtes Sexualverhalten in

der allgemeinen Bevölkerung verbreitet ist, sondern daß es überhaupt eine Verbreitung hat, die in Prozenten angegeben werden kann.
Die erste breitangelegte epidemiologische Untersuchung über das Sexualverhalten der Frau war der sogenannte Kinsey-Report (1953). Da aber in den letzten Jahrzehnten eine deutliche *sexuelle Liberalisierung* eingetreten ist, sind die damaligen Ergebnisse in vielen Bereichen überholt. Weiterhin werden sexuelle Normen und damit auch das Sexualverhalten durch *soziokulturelle* und *ethnologische Faktoren* beeinflußt. Ergebnisse über das Sexualverhalten in den USA sind deshalb nicht ohne weiteres auf die Verhältnisse in Deutschland zu übertragen. Bei uns sind seit 1960 mehrere Untersuchungen zum Sexualverhalten verschiedener Bevölkerungsgruppen veröffentlicht worden, besonders über Jugendliche verschiedener Bevölkerungsschichten.

> Alle entsprechenden Studien in der Bundesrepublik Deutschland zeigen einen noch weiterhin anhaltenden Trend zur altersmäßigen Vorverlagerung sexueller Aktivitäten, aber praktisch keine Veränderungen in grundsätzlichen Werten wie Neigung zu Zweierbeziehungen, Treue usw. (*Schmidt* und *Sigusch*, 1972).

Die jüngste, alle Bevölkerungsgruppen umfassende Umfrage stammt von *Schnabl* (1973). Er hat in den Jahren von 1966 bis 1968 rund 2000 Männer und Frauen befragt, davon 320 persönlich, den Rest anonym mit Fragebögen. Die Untersuchungsgruppe entspricht in etwa einer repräsentativen Stichprobe aus der Normalpopulation. Da sie aber auch schon wieder 20 Jahre zurückliegt und in der DDR stattfand, können ihre Ergebnisse auch nur wieder Anhaltspunkte liefern für das jetzige Sexualverhalten des Bevölkerungsdurchschnitts.

> Insgesamt hat sich die Sexualität von Mann und Frau in den letzten 20 Jahren einander angenähert; die Veränderung betrifft vor allem die Frauen (Clement, 1986): Sie haben aufgeholt und sind den Männern ähnlicher geworden.

Die relevantesten Ergebnisse *Schnabls* fasse ich zusammen (s. Tab. 2):

Tabelle 2 Derzeit übliches Sexualverhalten

Menarche mit 13 Jahren, bei jüngeren Frauen früher
Kohabitarche im Durchschnitt mit 18 Jahren
Erster Orgasmus im Durchschnitt 3 Jahre später, die jüngeren Frauen rascher; die Frauen mit sehr frühen Koituserfahrungen hatten längere Latenz

Vorspiel oft zu kurz
Koitusdauer erheblich schwankend
Gleichzeitigkeit des Orgasmus sehr selten, meist kurz nacheinander
Koitushäufigkeit sehr unterschiedlich: 80 % gaben Häufigkeit zwischen 1 und 10mal/Monat an
Koitusstellung: sehr variabel; »Mann auf Frau« noch immer am häufigsten, aber nicht am erregendsten
Stärkste sexuelle Stimulierung: 50 % Klitoris, 20 % intravaginal, 20 % Brust
Die Hälfte der Frauen hatten Masturbationserfahrung

Lebensalter: zwischen 25. und 50. Lebensjahr Sexualkontakte am regelmäßigsten, deutliches Nachlassen erst ab 60. Lebensjahr

Bildungsstand: In höherer sozialer Schicht Kohabitarche später, Masturbation häufiger

Partnerschaft: Sexuelles Verlangen von Frau und Mann gleicht sich an.

Menarche

Die Frauen hatten ihre Menarche durchschnittlich mit 13,5 Jahren, bei den jüngeren Frauen war sie deutlich vorverlagert.

Erster Koitus

Die erste Kohabitation fand bei beiden Geschlechtern durchschnittlich mit 18 Jahren statt. Frühere Arbeiten hatten häufiger über einen Vorlauf der Männer berichtet. Der voreheliche Geschlechtsverkehr ist zur Gewohnheit für Männer und Frauen geworden, mit dem Trend zu festen Zweierbeziehungen.

Erster Orgasmus

Frauen erlebten im Durchschnitt aus verschiedenen Gründen erst ca. drei Jahre nach dem ersten Sexualakt den Orgasmus beim Koitus, viele noch später. Sie fühlten sich trotzdem nicht gestört, wenn die Orgasmusfähigkeit später eingetreten war. Eine Anorgasmie zu Beginn von Koituserfahrungen ist also ganz üblich und muß nicht unbedingt behandelt werden. Frauen mit sehr frühen Koituserfahrungen hatten eine besonders lange Latenz bis zum ersten Erlebnis eines Orgasmus. Die jüngere Generation erreichte in der Tendenz rascher den ersten Orgasmus als die älteren Frauen der Befragung.

Koitusverhalten

Vorspiel: Für die Mehrzahl der Frauen ist das Vorspiel ein wichtiger, für viele sogar ein notwendiger Teil des Koitus. Mindestens 20 % gaben an, die Zärtlichkeiten des Mannes im Vorspiel seien viel zu kurz und reichten ihnen nicht aus.

Koitusdauer: Sie schwankt inter- und intraindividuell ganz erheblich, weil sie natürlich vorwiegend von psychischen Faktoren abhängig ist.

Gleichzeitigkeit: Die Befragung deckte deutlich den Mythos der Gleichzeitigkeit auf:

> Es ist eher die Ausnahme, daß der Orgasmus gleichzeitig erlebt wird. In fast Zweidrittel der Fälle kam der Mann kurz vor der Frau zum Orgasmus; in etwa einem Zehntel der Population war es umgekehrt.

Koitushäufigkeit: Die durchschnittliche Koitushäufigkeit ist sehr unterschiedlich. 80 % der befragten Population gaben Frequenzen zwischen ein- und zehnmal Koitus pro Monat an. Zweidrittel der befragten Paare hatten regelmäßig sexuelle Kontakte, bei ca. 15 % der Paare lagen wiederholt jahrelange Pausen dazwischen.

Koitusstellung: Alle Variationsformen, die man sich denken kann, werden praktiziert. Im Verlaufe einer Partnerschaft entwickeln sich Präferenzen, die sich von Zeit zu Zeit ändern. Zwar war in der Untersuchung von *Schnabl* die Position »Mann liegt auf der Frau« auch weiterhin der häufigste Akt, aber nicht unbedingt der erregendste. Oralsexuelle Kontakte waren für die Frauen mindestens genauso erregend, wurden aber sehr viel seltener praktiziert. Ein besonders wichtiger Hinweis ist der folgende:

> Über 50 % der Frauen erlebten die stärkste sexuelle Stimulierung an der Klitoris, nur 20 % intravaginal und weitere 20 % an der Brust.

Masturbation

Etwa die Hälfte aller befragten Frauen gaben für irgendeinen Zeitraum ihres Lebens Masturbationserfahrungen an. Man muß sicher davon ausgehen, daß inzwischen bei der jüngeren Generation die Masturbation sehr viel verbreiteter ist. Insbesondere hier haben die Frauen gegenüber den Männern mit über 90 %iger Masturbationserfahrung ganz deutlich aufgeholt. Andererseits wäre es sicher falsch, zu postulieren, eine Frau, die bisher noch nie masturbiert habe, sei in ihrer Sexualität gestört. Unter ihnen befinden sich ein Großteil von Frauen mit völlig intaktem sexuellem Erleben.

Einfluß des Alters

Zwischen dem 25. und 50. Lebensjahr sind die Sexualbeziehungen am regelmäßigsten. Die Koitushäufigkeit läßt zwar im höheren Lebensalter nach, deutlicher aber erst ab dem 60. Lebensjahr (genauere Angaben hierzu s. S. 95 ff.). Im Vergleich zu den Männern erreichten Frauen das Maximum ihrer sexuellen Appetenz sehr viel später, etwa um das 35. Lebensjahr; die Appetenz bleibt dann aber im wesentlichen gleich, während sie bei den Männern etwa ab dieser Zeit langsam aber kontinuierlich absinkt, mit einem deutlichen Rückgang im hohen Lebensalter (s. S. 95)

Bildungsstand

Besonders bei der Frau kommt es in den höheren sozialen Schichten im Durchschnitt später zum ersten Koitus; dafür ist die Masturbationsfrequenz höher. Das scheint vorwiegend durch soziale Faktoren bedingt, insbesondere durch die verlängerte Ausbildungszeit mit der Entwicklung fester Partnerkontakte zu einem späteren Zeitpunkt. Die Masturbation ist dann oft eine Kompensation.

Partnerverhalten

Je länger ein Koitus dauert, desto größer wird die Wahrscheinlichkeit, daß die Frau dabei einen Orgasmus erlebt. Frauen passen sich den Wünschen ihrer männlichen Partner nach häufigeren sexuellen Kontakten an, wenn sich die Partner vor allem durch ein längeres Vorspiel auf die Wünsche der Frauen einstellen. Insgesamt gleichen sich in einer längeren Partnerschaft meistens die Partner in ihrem sexuellen Verlangen aneinander an; die Fähigkeit der Frau, auf sexuelle Stimulierung zu reagieren, nimmt zu. Das hat sicher mit der zunehmenden Vertrautheit in einer Partnerschaft zu tun und ist auch Ausdruck der Liebe zueinander.

3. Symptomatologie

In der Literatur, national wie international, existiert keine einheitliche oder allgemein akzeptierte Nomenklatur. Der Begriff *Frigidität* wird in diesem Zusammenhang zwar häufig benutzt, aber in ganz unterschiedlichem Sinne. Einige Autoren verstehen hierunter sexuelle Funktionsstörungen der Frau ganz allgemein, andere Autoren die eine oder andere Untergruppe. Frigidität ist assoziiert mit der überholten Theorie von der unterschiedlichen Wertigkeit des klitoridalen und vaginalen Orgasmus (s. S. 14).

> Der Begriff Frigidität hat inzwischen abwertende Bedeutung erlangt und ist zu einem Schimpfwort geworden. Aus allen genannten Gründen sollten wir uns endgültig von diesem Wort trennen.

Es kommt in diesem Büchlein nicht mehr vor und ist auch in den neueren Klassifikationssystemen nicht zu finden.
Die allgemeine Definition von sexuellen Funktionsstörungen übernehme ich von *Arentewicz* und *Schmidt* (1986). Sie verstehen hierunter Störungen des Sexualverhaltens und des sexuellen Empfindens als Folge herabgesetzter und untypischer genitalphysiologischer Reaktionen oder vollständigen Fehlens solcher Reaktionen. Sie können in jeder der fünf Phasen sexueller Interaktion auftreten:

Erste Phase: Sexuelle Annäherung, Aufnahme sexuellen Kontaktes

Herabgesetzte oder völlig fehlende sexuelle Appetenz: Die Frauen mit dieser Störung haben sehr geringes oder gar kein Interesse, sexuelle Aktivitäten aufzunehmen, obwohl sie bei sexuellen Kontakten durchaus – wenn auch nicht in der Regel – einen Orgasmus erleben können. Ihre eigenen Worte sind oft: »Ich kann auf Sexualität ohne weiteres verzichten.« Das sexuelle Desinteresse kann zum Zurückweisen von Zärtlichkeiten führen, zur Ablehnung jeglicher

Berührung. Es kann sich bis zur Aversion und zu Ekelgefühlen vor allem Sexuellen steigern. Die Ursachen sind äußerst mannigfaltig. Sie können im körperlichen Bereich liegen, z. B. endokrinologische Störungen, pharmakologische Nebeneffekte, oder im psychosozialen Bereich. Sexueller Appetenzmangel kann sich auch als sekundäre Folge aller anderen Funktionsstörungen der Frau entwikkeln. Er ist dann als sexuelles Vermeidungsverhalten zu verstehen (s. S. 36).

Zweite Phase: Sexuelle Stimulierung, Körperkontakt, Petting

Sexuelle Erregungsstörungen: Während sexueller Stimulierung können die Schwellreaktionen des Genitalbereichs und die Lubrikation ausbleiben, so daß dennoch versuchter sexueller Kontakt schmerzhaft wird. Oder es treten die üblichen körperlichen Reaktionen auf sexuelle Reizung auf, aber die Frau spürt subjektiv keine sexuelle Erregung. Dabei werden die körperlichen Reaktionen durchaus registriert. Diese Frauen sagen oft: »Ich spüre, daß mein Körper reagiert, aber ich empfinde nichts dabei.«
Ursachen für diese Diskrepanz dürften vor allem in einer psychisch bedingten Blockierung liegen. Auch das Ausbleiben der körperlichen Reaktionen auf sexuelle Stimulierung ist wohl häufiger psychisch als organisch erklärbar.

Dritte Phase: Immissio und vororgastischer Koitus, Vereinigung

In dieser Phase treten zwei Störungsformen auf: der schmerzhafte Koitus (Algo-, Dyspareunie) und der Vaginismus (Scheidenkrampf).
Der **schmerzhafte Koitus** ist von allen Unterformen sexueller Funktionsstörungen der Frau am häufigsten organisch bedingt, nach *Herms* (1976) in über 50%; die Art des Schmerzes erlaube eine Differentialdiagnostik (näheres s. organische Ursachen S. 42).
Psychische Ursache ist oft ein psychisch bedingtes Ausbleiben der Lubrikation.

Der **Vaginismus** ist eine reflektorische Verkrampfung der Beckenbodenmuskulatur, so daß eine Einführung des Penis, oft auch eine gynäkologische Untersuchung, nicht möglich ist. Streichelt der Partner nicht-genitale Bereiche der Frau, so kann sie ganz normale sexuelle Erregtheit erleben. Sie ist meistens auch voll orgasmusfähig über oralgenitale oder sonstige nicht-genitale Stimulierung.
Die Ursache ist in aller Regel psychogen, sehr oft Angst vor Schmerzen beim Eindringen des Penis.

Vierte Phase: Orgasmusphase

Wir unterscheiden zwischen vollständiger (durchgängiger) und koitaler Anorgasmie.
Frauen mit **vollständiger (durchgängiger) Orgasmusstörung** geben an, bei keiner Form sexueller Aktivität einen Orgasmus zu erleben, weder bei Partnerkontakt noch bei Masturbation. Das Ausmaß sexueller Erregtheit kann dabei sehr unterschiedlich sein. Manche Frauen erleben nur geringe sexuelle Erregtheit und geringe körperliche Reaktionen auf sexuelle Stimulierung. Andere Frauen schildern das ganz typische Ansteigen der Erregung und normale körperliche Reaktionen, bis zu einem üblichen Plateau. Die weitere Steigerung in den Orgasmus bleibe aus oder sei wie blockiert, die sexuelle Erregung klinge ab mit einem Gefühl fehlenden Befriedigtseins. Sie löse sich nicht in einen angenehm entspannten Zustand auf.
Frauen mit einer **koitalen Anorgasmie** berichten, durchaus orgasmusfähig zu sein, meistens über Masturbation, aber keinen Orgasmus beim Koitus zu erleben; es ist, als ob die Anwesenheit des Partners das Orgasmuserleben blockiere.
Beide Formen von Orgasmusstörungen sind hauptsächlich psychisch bzw. psychosozial bedingt.

Fünfte Phase: Nachorgastische Phase

In dieser Phase kommt es zu keinen sexuellen Funktionsstörungen im eigentlichen Sinne, sondern es können Verstimmungen mit Gereiztheit und Unzufriedenheit auftreten, bedingt durch Probleme innerer Einstellung zu sexuellem Kontakt.

Formale Definition

Jeder bisher *inhaltlich* definierten Form einer Sexualstörung kann (und sollte auch) eine formale Definition hinzugefügt werden, entsprechend den Umständen, unter denen sie auftreten. Die wichtigsten formalen Definitionen sind:

- *primär:* Die Störung besteht schon immer
- *sekundär:* Die Störung hat sich erst später nach einer symptomfreien Zeit entwickelt
- *initial:* Die Störung besteht nur bei den ersten sexuellen Erfahrungen oder immer nur zu Beginn einer neuen Partnerschaft
- *praktikbezogen:* Die Störung besteht nur bei bestimmter Form sexueller Aktivität. Beispiel: Koitale Anorgasmie (s. S. 31)
- *partner- oder situationsbezogen:* Die Störung entwickelt sich nur bei einem bestimmten Partner oder nur in einer bestimmten partnerschaftlichen oder äußeren Situation
- *durchgängig (vollständig):* Die Störung besteht bei jeder Form und Art sexueller Aktivität.

Diese zusätzliche formale Definition gibt bereits wichtige diagnostische und therapeutische Hinweise. Durchgängige bzw. vollständige Funktionsstörungen lassen eine Organogenese vermuten; situations-, partner-, praktikbezogene und nur initial auftretende Störungen sind wohl niemals körperlich bedingt. Primäre Dysfunktionen sind schwerer zu behandeln als sekundäre.

Im Gegensatz zu den Männern sind bei den Frauen die Funktionsstörungen viel seltener voneinander klar abzugrenzen; herabgesetzte sexuelle Appetenz ist oft mit einer sexuellen Erregungsstörung verbunden, häufig ist sie auch deren Ursache. Eine Erregungsstörung wiederum verursacht oft auch ein Ausbleiben des Orgasmus. Wenn es auch viele Mischbilder gibt, so sollten wir uns immer bemühen, die hauptsächliche Störung zu definieren, denn das hat therapeutische Konsequenzen (s. S. 85 ff.)

> Die Störungen der sexuellen Appetenz, die Orgasmusstörungen und die Algopareunie sind etwa gleich häufig; der Vaginismus ist sehr viel seltener.

4. Diagnostik

Es gibt einen wesentlichen Unterschied zu den männlichen Funktionsstörungen. Unser Wissen über gefäßbedingte Erektionsstörungen ist in den letzten Jahren sehr erweitert worden; es ist gelungen, über lokal applizierte Pharmaka (Papaverin) artefizielle Erektionen zu erzeugen. Das hat das Interesse an der Diagnostik männlicher sexueller Funktionsstörungen erheblich belebt. Dadurch steht uns im Vergleich zur Frau beim Mann eine unvergleichlich breitere und genauere Diagnostik zur Verfügung. Trotzdem ist bei beiden Geschlechtern vieles über die Ursachen der sexuellen Störung im Spekulativen geblieben.
Die Voraussetzungen für das Gespräch über Sexualität, die Art der Gesprächsführung und die Reihenfolge der Exploration sind bei der Frau nicht anders als beim Mann. Diese Bedingungen für eine gute Diagnostik habe ich bereits andernorts (*Kockott,* 1988) besprochen. Ich werde deshalb hier nur noch zusammenfassen. Besonderheiten bei der Diagnostik weiblicher sexueller Funktionsstörungen bespreche ich genauer.

Voraussetzungen für das Gespräch

Die Stichpunkte hierzu lauten:

- Die Patientin muß mit ihrem Arzt ungestört allein sprechen können.
- Sie muß merken, daß der Arzt sie und ihr Problem ernst nimmt.
- Die Patientin muß sich in ihrer eigenen Sprache äußern können; der Arzt sollte dabei in der Ausdrucksweise seiner eigenen sozialen Schicht bleiben, sich aber verständlich ausdrücken. Nicht jede Frau weiß, was Vaginismus ist und sicher kennt kaum eine Patientin den Begriff sexuelle Appetenz.
- Für dieses Gespräch sollte sich der Arzt Zeit nehmen. Es kann sich bewähren, die Patientin zu einem gesonderten

Termin noch einmal einzubestellen. Es ist sicher ökonomischer und therapeutisch wesentlich sinnvoller, mit der Patientin einmal 20 Minuten zu sprechen, als sie Wochen und Monate für jeweils 5 Minuten in der Praxis zu sehen, mit dem Gefühl, therapeutisch bisher nicht wesentlich weitergekommen zu sein. Eine 20minütige Aussprache kann dagegen zur Lösung der Problematik geführt haben.
- Der Arzt sollte selbst eine sichere Einstellung zur Sexualität haben und sich in diesem Bereich frei äußern können.
- Das Gespräch kann nicht während der gynäkologischen Untersuchung geführt werden, wenn die Patientin, dem Arzt sozusagen ausgeliefert, auf dem Stuhl liegt, wohl aber kann es dabei eingeleitet werden. Es braucht keiner besonderen Betonung, daß der Arzt sich dazu neben und nicht vor seiner Patientin auf dem gynäkologischen Stuhl befinden sollte.

Die Gesprächsführung

Die meisten Frauen sind froh, wenn sie merken, daß sie mit ihrem Arzt über sexuelle Fragen sprechen können.

> Nach allgemeiner Erfahrung ist die Scheu vor einem Gespräch über sexuelle Fragen bei der Ärzteschaft viel größer als bei unseren Patienten.

Für ein Gespräch empfiehlt es sich, die *drei Grundregeln der Gesprächspsychotherapie* nach *Rogers* (1977) zu beherzigen:
- Empathie und einfühlendes Verstehen (»ich verstehe Ihre Situation«),
- Akzeptieren und emotionale Wärme (»ich kann mir gut vorstellen, wie Ihnen zumute ist«),
- Echtheit der Patientin gegenüber.

Reihenfolge der Exploration

Das Wichtigste:

> Benutzen Sie kein starres Schema, lassen Sie sich von der Patientin leiten.

Ist die Patientin gesprächsbereit, sollte der Arzt zunächst zuhören und nochmals zuhören. Erst später, deutlich später, sollte er die Führung übernehmen und die Informationen komplettieren. Hat die Patientin Schwierigkeiten, über Sexualität zu sprechen, ist der Einstieg bei der Frau leicht; die Erhebung der Regelanamnese ergibt hierzu eine ideale Möglichkeit. Der Arzt kann hier weiterfragen nach den Empfindungen, also nach dem Erleben von Sexualität.

Manche Frauen werden weiterhin Schwierigkeiten haben über Sexualität zu sprechen. Sie sind es nicht gewöhnt; oder sie ahnen vielleicht bereits selbst, daß ihre Probleme in diesem Bereich ihre Ursachen ganz woanders haben und sind innerlich noch nicht bereit, darüber zu reden. Wenn in dieser Situation der Arzt seiner Patientin ein *weiteres Gespräch* anbietet, dessen Zeitpunkt sie selbst bestimmen soll, so kann das für diese Frau sehr hilfreich sein. Sie weiß jetzt, an wen sie sich wenden kann.

Sexuelle Störungen sind bei Frauen ganz besonders eng verknüpft mit Partnerproblemen.

> Besteht eine Partnerschaft, muß deshalb der Arzt immer das Ziel haben, auch mit dem Partner, zunächst vielleicht allein, vor allem aber mit beiden Partnern zusammen ein oder mehrere Gespräche zu führen. Er kann sich dabei ein Bild von der Partnerschaft machen und gleichzeitig dokumentieren, daß sexuelle Probleme in einer Partnerschaft keinen unbeteiligten Partner kennen.

Erfassung der Symptomatik

Trotz Bereitschaft, über Sexualität zu sprechen, geben die Patientinnen ihre sexuelle Störung meist sehr pauschal an: »Es klappt nicht im Bett« u. ä. Sehr rasch sind dann Arzt und Patientin dabei, mögliche Ursachen, Zusammenhänge zu ergründen, die Partnerschaft zu beleuchten. Das ist sicher wichtig und gut so. Nur muß zunächst klar sein, welche Symptomatik überhaupt besteht. Dadurch werden bestimmte Ursachen viel wahrscheinlicher, andere unwahrscheinlich.

Diese genaue Symptomatik müssen wir *erfragen;* wir benötigen genaue Angaben über

- *Sexuelle Appetenz:* Hat die Patientin Interesse, »Appetit« auf sexuelle Aktivitäten?
- *Sexuelle Erregtheit:* Spürt die Patientin bei sich körperliche Reaktionen auf sexuelle Stimulierung und wie erlebt sie sie?
- *Orgasmus:* Ist die Patientin orgasmusfähig und wie erlebt sie den Orgasmus?
- *Beschwerden:* Erlebt die Patientin Schmerzen beim Koitus; wenn ja, wann, welcher Art und wie lange?
- *Situationsabhängigkeit:* Treten die eruierten Veränderungen immer, bei jeder Form sexueller Aktivität auf, oder sind sie abhängig von Situationen, Partner oder sonstigen Umständen?
- *Sexuelle Ängste, sexuelles Vermeiden:* Diese psychischen Komponenten sind fast immer Teil sexueller Gestörtheit. Stehen sie im Vordergrund, ist psychotherapeutische Intervention nötig, auch wenn die eigentliche Ursache eine körperliche Problematik ist.

Organogenese – Psychogenese

Bei den sexuellen Funktionsstörungen des Mannes ist man sich in der Literatur sehr uneins, wie häufig sie durch organische oder psychische Ursachen bedingt sind. Die Gründe für die unterschiedlichen Angaben sind mannigfaltig (*Kokkott,* 1988). Bei den sexuellen Funktionsstörungen der Frau sind die Autoren viel eher bereit, eine Verknüpfung körperlicher und psychischer Ursachen anzunehmen, also im Sinne der Psychosomatik die Einheit von Körper und Seele zu akzeptieren.

> Sexuelle Störungen werden immer durch ein Ursachenbündel hervorgerufen. Dieses Bündel sind verschiedene psychische (psychosoziale) oder psychische und körperliche Faktoren. Eine einzige Ursache kann in der Regel niemals ausreichend sein, eine anhaltende Sexualstörung zu bedingen.

Klinische und Laboruntersuchungen

Die Aufnahme der Krankheitsanamnese gehört zur ärztlichen Routine. Dabei sollte besonderes Gewicht gelegt werden auf:

- *Gynäkologische Anamnese,* insbesondere Regelanamnese, Geburten (evtl. Komplikationen), gynäkologische Eingriffe.
- *Internistische Erkrankungen,* die direkt oder indirekt auf das Hypophysenvorderlappen-Gonaden-System einwirken.
- *Medikamenten-* (Schlaf- und Beruhigungsmittel, Psychopharmaka) und *Alkoholanamnese.*

Zur ärztlichen gehört auch die gynäkologische Untersuchung; sie ist absolut notwendig, wenn die Frau Schmerzen angibt. Die *wichtigsten Laborparameter* sind der Hormonstatus, Blutzucker, nierenrelevante Substanzen und Leberfunktionsproben. Alle bisher genannten Untersuchungen sollten in jedem Falle vorgenommen werden.

Weiterführende Diagnostik

Bei Verdacht auf vorwiegende *Organogenese* sind die üblichen diagnostischen Maßnahmen der entsprechenden Fachdisziplin notwendig, vor allem der inneren Medizin und der Gynäkologie. Bei Verdacht auf *Psychogenese* benötigen wir ausführliche Angaben über die sozio-sexuelle Entwicklung und die gegenwärtige Beziehung. Tabelle 3 enthält den entsprechenden Fragenkatalog in Stichpunkten. Zu einer orientierenden Diagnostik sind diese zusätzlichen Angaben nicht nötig. Für eine Beratung genügt es in der Regel, sich den Bereich herauszugreifen, der zur gerade aktuellen Problematik gehört. Für eine Psychotherapie brauchen wir den gesamten Fragenkatalog; die Informationen müssen im Rahmen der Erhebung der biografischen Anamnese gesammelt werden.

Tabelle 3 Fragenkatalog in Stichworten

Gegenwärtiges Sexualverhalten?
Koitus mit Partner (Häufigkeit, Techniken, Konflikte, Initiative, Phantasien);
Körperkontakt und Zärtlichkeit (Bedürfnis, Häufigkeit, Rahmen, Initiative);
Kommunikation im sexuellen Bereich (Bedürfnisse äußern, Nein-Sagenkönnen, stimulierendes Vokabular);
Idealvorstellungen, Präferenzen;
Abneigungen (Praktiken, Gerüche, Sauberkeit, Sekrete), Vermeidungsverhalten;
Antikonzeption;
Masturbation (Häufigkeit, Techniken, Konflikte, Phantasien);
homosexuelle Kontakte bzw. Wünsche;
deviante Verhaltensweisen und Phantasien.

Soziosexuelle Entwicklung?
1. Elternhaus
Beruf des Vaters, der Mutter, ökonomische Situation;
Anzahl der Geschwister, Stellung in der Geschwisterreihe;
Ehe der Eltern, Partner- und Sexualverhalten der Eltern;
Verhältnis zu Vater und Mutter, früher und jetzt;
Kommunikationsmöglichkeiten über sexuelle und persönliche Probleme in der Familie;
religiöse Bindungen;
schulische und berufliche Entwicklung.

2. Sexuelle Lerngeschichte

a) Kindheit
Frühkindliche Sexualerfahrungen (Doktorspiele, Beobachtung der Eltern, Erfahrungen mit anderen Erwachsenen); elterliche Einstellung zur Sexualität (Nacktheitstabu, Zärtlichkeit/Körperkontakt, Verbote, Strafen); kindliche Masturbationserfahrungen; inzestuöse Erlebnisse; sexuell deviante Erlebnisse mit Erwachsenen.

b) Pubertät und Adoleszenz
Aufklärung;
Menarche bzw. erste Ejakulation (Zeitpunkt, Vorbereitung darauf, Verarbeitung);
Masturbation (Häufigkeit, Verarbeitung, Techniken, Phantasien);
soziosexuelle Stufen (Dating, Petting, Koitus);
erster Koitus (Umstände, Kontrazeption, Verarbeitung, initiale Funktionsprobleme).

c) Partnerverhalten bis zur gegenwärtigen Beziehung
Anzahl, Dauer und Verlauf von Partnerbeziehungen (auch mit Prostituierten);
sexuelle Funktionsstörungen;
sexuelle Zufriedenheit;
Schwangerschaften, Abtreibungen;
Kinder mit anderen Partnern;
sexuell deviante Erfahrungen.

Gegenwärtige Beziehung?

1. Allgemeines

Familienstand, Ehewunsch, Zusammenleben;
Dauer der Beziehung;
Kinder, Kinderwunsch, Abtreibungen;
ökonomische Situation, Beruf, Berufstätigkeit;
körperliche Krankheiten, psychische Auffälligkeiten der Partner (einschl. Alkohol und Drogen).

2. Entwicklung der Beziehung

Kennenlernen;
Entwicklung der sexuellen Beziehung (Probleme, Ängste, Initiative, Antikonzeption);
erstes Auftreten und Entwicklung der sexuellen Störungen;

Selbstverstärkungsmechanismus (Vermeidung, Versagensangst);
Masturbation (Auftreten in der Partnerschaft, Verarbeitung in der Partnerschaft);
sexuelle Außenbeziehungen (sexuelle Funktion, Heimlichkeit, Häufigkeit und Dauer, Art der Außenbeziehung und des Partners, Verarbeitung und Bedeutung in der festen Beziehung);

3. Gegenwärtige Beziehungsstruktur

Rollenverteilung, Dominanzstrukturen;
positive und negative Partnerkritik im sexuellen und nichtsexuellen Bereich;
Zufriedenheit in der gegenwärtigen Situation (Wohn- und Arbeitssituation, Umgang miteinander, Rollenverteilung, Außenkontakte, gemeinsame Interessen);
Kommunikation der Partner (Formen der Auseinandersetzung, Streite, Aussprechen von Wünschen und Bedürfnissen, Äußern von Zuneigung);
Kinder (Erziehung, Beziehung zu den Kindern);
Bedeutung und Funktion der sexuellen Störung für die Beziehung;
Partner- und Sexualideologie (Liebe, Treue, Eifersucht, Autonomie der Partner).

(aus: *Arentewicz, G., Schmidt, G.:* Sexuell gestörte Beziehungen, 2. Aufl. Springer, Berlin – Heidelberg – New York – Tokyo 1986)

5. Organische Ursachen

Die Algopareunie

Die *Algopareunie* nimmt unter den sexuellen Funktionsstörungen der Frau eine Sonderstellung ein. Sie ist am häufigsten durch organische Ursachen bedingt, nach *Herms* (1976) in über 50%. Meistens sind es lokale gynäkologische Veränderungen. Die Tabelle 4 gibt einen Überblick über die bisher beschriebenen Erkrankungen, die zu Koitusschmerzen führen. Die einzelnen Krankheitsbilder sind in gynäkologischen oder sexualmedizinischen Lehrbüchern beschrieben (z. B. *Eicher,* 1980).

Tabelle 4 Organische Ursachen der Algopareunie

1. **Vulva:**
   a) Vulvitis, Soor, Trichomonaden, Erythrasma, Herpes genitalis
   b) Atrophie der Vulva, Lichen sclerosus (Kraurosis)
   c) Salivary vulvitis

2. **Introitus:**
   a) Bartholinitis, Bartholin'scher Abszeß, Bartholin'sche Zyste
   b) urethrale und suburethrale Tumoren (suburethrale Endometriosezyste), Skeneitis, Urethritis, Paraurethralzyste, Divertikel
   c) Hymen septus persistens, rigider Hymen persistens
   d) Vaginalaplasie
   e) Introitus-Stenose nach Operationen;

3. **Vagina:**
   a) Soor- und Trichomonaden-Kolpitis, Coli- und Enterokokken-Kolpitis, unspezifische Kolpitis (Empfindlichkeit gegen lokale Kontrazeption, allergische Reaktionen), Östrogenmangel-Kolpitis.
   b) Vaginal-Tumor (z. B. Glomus-Tumor, spitze Kondylome),

c) Vaginal-Septum,
d) iatrogene Stenosen nach Plastik und Scheidenverletzungen sub partu
e) Vaginalobliteration
f) angeborene partielle oder totale Vaginalatresie
g) Kohabitationsverletzung

4. Uterus- und Bandapparat:
a) Retroflexio uteri fixata
b) Allen-Masters-Syndrom
c) Parametritis

5. Adnexe und Peritonealraum:
a) Varicocele pelvina,
b) akute Adnexitis, chronische Adnexitis mit Adhäsionen,
c) Adhäsionen nach Entzündungen und Operationen,
d) in den Douglas prolabierende Ovarien (bei Retroflexio),
e) Ovarialtumoren und andere Douglastumoren;

6. Blasen- und Darmerkrankungen:
a) Zystitis, Blasensteine, Blasentumoren,
b) Rektumkarzinom, Perisigmoiditis;

7. Endometriose:
Lokalisation 1–6:
Vulva, Introitus, Vagina, im Halteapparat des Uterus, in den Adnexen und in der Peritonealhöhle, insbesondere bei Lokalisation in den Sacrouterinligamenten, im hinteren Scheidengewölbe im Douglas'schen Raum, Blase, Rectum.

(aus *Eicher, W.*: Sexualmedizin in der Praxis. G. Fischer, Stuttgart 1980)

Die Art der Schmerzen kann Hinweise geben auf den verursachenden Prozeß (*Herms,* 1976):

– Brennende Schmerzen beim Einführen des Penis: wahrscheinlich Vaginitis.
– Schmerzen am Scheideneingang beim Einführen des Penis: wahrscheinlich pathologischer Prozeß im Introitusbereich.
– Dumpfe Schmerzen oder Stechen im kleinen Becken während der Koitusbewegungen bei tiefer Immissio: wahrscheinlich Adhäsionen.

– Schmerzen beginnen gegen Ende des Koitus und bleiben länger bestehen: wahrscheinlich persistierende Vasokongestion.

Die organisch bedingte Algopareunie kann bei manchen Frauen einen *psychischen »Überbau«* bekommen; dann kann sogar eine Algopareunie, primär durch eine organische Bagatellerkrankung hervorgerufen, nach deren Abheilung fortbestehen. Die Schmerzen können bei der Frau eine Erwartungsangst, eine Angst vor dem Wiederauftreten der Schmerzen bedingen, die beim sexuellen Kontakt die sexuelle Erregung und damit die Lubrikation bremst oder gar verhindert; allein dadurch können erneut Schmerzen entstehen. Wenn sich die Frau in Erwartung der Schmerzen zusätzlich noch körperlich verkrampft, steigert das die Schmerzen weiter.

Organogenese der übrigen sexuellen Funktionsstörungen der Frau

Allgemeine Aspekte

1. Es ist erstaunlich, wie selten und wie gering Frauen in ihren sexuellen Funktionen gestört sind, selbst bei sehr umfassenden körperlichen Beeinträchtigungen, etwa bei Querschnittslähmungen, großen gynäkologischen Operationen oder bei eingreifender Strahlentherapie.
2. Wenn sexuelle Funktionsstörungen bedingt sind durch andere Erkrankungen, ist ihre Symptomatologie oft sehr diffus: Kombinierte Appetenz-, Erregungs- und Orgasmusstörungen.
3. Manche gynäkologischen Eingriffe führen sogar zu einer positiven Veränderung der sexuellen Erlebnisfähigkeit; sie ist nur psychologisch erklärbar; Beispiel: Manche Frauen fühlen sich nach einer Hysterektomie oder Ovarektomie entlastet von der Angst vor Schwangerschaft und können dadurch Sexualität angstfrei erleben.

Ich bespreche jetzt zusammengefaßt die wichtigsten körperlichen Erkrankungen und deren Behandlung, soweit sie auf die sexuelle Erlebnisfähigkeit Einfluß haben können (Tab. 5). Auf sehr ausgefallene Zusammenhänge gehe ich nicht ein. Eine ausführliche Übersicht gibt *Bancroft* (1985).

Tabelle 5 Der Einfluß körperlicher Erkrankungen

Chronische Nierenerkrankungen
  Appetenz-, Erregungs-, Orgasmusstörungen sehr häufig (ca. 80 %)

Fettsucht, Magersucht
  Manchmal Appetenzminderung, Zusammenhang unklar
  Häufiger Ablehnung der eigenen Weiblichkeit

Kardiovaskuläre Störungen
  Unklare Zusammenhänge

Diabetes mellitus
  Unklare Zusammenhänge

Neurologische Erkrankungen
  Epilepsie: manchmal Appetenz-, Erregungsstörungen
  Encephalomyelitis disseminata: Sensibilitätsstörungen im Genitalbereich, Orgasmusstörungen (bis 40 %)
  Querschnittslähmungen: relativ selten Veränderungen

Chirurgische Eingriffe
  Hysterektomie: kein direkter Einfluß
  Episiotomie: abhängig von der Ausführung
  Mastektomie: erhebliche indirekte (psychologische) Beeinflussung
  Darmoperationen: gelegentlich

Chronische Nierenerkrankungen

Patientinnen mit einer *Urämie* geben in sehr hohem Prozentsatz (ca. 80%) Appetenz-, Erregungs- und Orgasmusstörungen an. Sicher müssen wir annehmen, daß das Wissen um die Folgen einer Urämie, nämlich eventuelle Hämodialyse oder Nierentransplantation, seinen Einfluß auf das Erleben der Sexualität haben wird. Der Prozentsatz der Störungen ist jedoch so hoch, daß wir an einen direkten Einfluß der Krankheit auf die sexuellen Funktionen denken müssen. Die Art des Zusammenhanges ist unklar. Eine *Hämodialyse* kann die sexuelle Erlebnisfähigkeit verbessern, aber auch verschlechtern; nach einer *Nierentransplantation* ist die Erlebnisfähigkeit meist verbessert.

Fettsucht, Magersucht

Relativ selten tritt bei der *Fett- und Magersucht* eine Verminderung der sexuellen Appetenz auf. Es ist dabei völlig unklar, ob diese Störungsform durch Veränderungen hormoneller Parameter, psychische Einflüsse oder andere Faktoren bedingt ist. Beeinträchtigungen des Erlebens der eigenen Geschlechtlichkeit bei der Magersucht sind häufig. Die Ablehnung der eigenen Weiblichkeit wird öfters als Ursache der Anorexie bei Frauen postuliert.

Kardiovaskuläre Störungen

Wir wissen, daß *kardiovaskuläre Störungen* für die Erektionsfähigkeit des Mannes von Bedeutung sind (*Zverina* und *Raboch* 1980, *Wabrek* und *Bürchel* 1980). Auch die *Hypertonie* und deren Behandlung beeinflußt offensichtlich die sexuellen Funktionen des Mannes (*Bulpitt* et al. 1976). Die Zusammenhänge bei den Frauen sind längst nicht so klar. Zwar geben Frauen vor einem *Herzinfarkt* sehr viel häufiger sexuelle Unzufriedenheit an, als Frauen einer Kontrollgruppe, glauben aber, sie sei bedingt durch sexuelle Gestörtheit ihrer Partner (*Abramov* 1976). Ob die Hypertonie bei Frauen zu sexuellen Funktionsstörungen führt, ist unklar.

Diabetes mellitus

Beim *Diabetes mellitus* gilt ganz ähnliches. Der ursächliche Zusammenhang zwischen Diabetes und sexuellen Funktionsstörungen des Mannes ist eindeutig, auch wenn längst nicht alle sexuellen Probleme männlicher Diabetiker durch eine Zuckerkrankheit bedingt sind (*Kockott* 1981, 1988). Bei den Frauen ist die Literatur hierzu widersprüchlich.

Neurologische Erkrankungen

Epilepsie, vor allem die *Temporallappenepilepsie* kann zu Appetenz- und Erregungsstörungen führen. Aber auch ihre Behandlung mit Antikonvulsiva kann Ursache dieser Funktionsstörungen sein. Die *Encephalomyelitis disseminata (Multiple Sklerose)* verursacht häufig Appetenzstörungen, noch häufiger Sensibilitätsstörungen im Genitalbereich, an der Klitoris sowie Orgasmusstörungen. In der Literatur werden Prozentzahlen bis zu 40% mitgeteilt. Erstaunlicherweise gehen Querschnittslähmungen bei Frauen relativ selten mit sexuellen Funktionsstörungen einher.

Chirurgische Eingriffe

Gynäkologische Operationen: Die *Hysterektomie* hat keinen organisch bedingten Einfluß auf die sexuelle Erlebnisfähigkeit, kann aber psychisch bedingte Veränderungen auslösen (s. S. 70). Operationen an der *Vagina* verursachen nur selten sexuelle Funktionsstörungen. Sexuelle Probleme, hervorgerufen durch eine schlecht ausgeführte *Episiotomie* sind dagegen nicht selten. Daran sollten Geburtshelfer denken. Eine *Mastektomie* hat zwar keinen körperlich bedingten Einfluß auf das Erleben von Sexualität, wohl aber starke psychologische Auswirkungen.

Andere Operationen: *Darmoperationen* beeinträchtigen dann die Sexualität, wenn dabei *Nervenschädigungen* (oft unvermeidlich) oder *Scheidenkontraktionen* eintreten.

Pharmaka

Allgemeine Aspekte: Die Zahl der *Pharmaka,* die laut Veröffentlichungen zu sexuellen Störungen führen können, ist fast unendlich. Hierzu ist folgendes zu sagen:

- Bei weitem nicht jedes aufgeführte Medikament verursacht regelmäßig sexuelle Funktionsstörungen. Der Prozentsatz liegt meist um 10 % und niedriger.
- Das gleiche Medikament kann bei Patientin A die sexuelle Appetenz reduzieren, bei Patientin B steigern.
- Das gleiche Medikament kann bei der gleichen Patientin früher die sexuelle Erlebnisfähigkeit negativ beeinträchtigt haben und jetzt positiv.

Diese unterschiedlichen Reaktionsweisen ergeben sich aus dem Zusammenspiel von Krankheit, Medikation, Lebensumständen und Persönlichkeit der Patientin.

Psychopharmaka: Das gilt insbesondere für die *Psychopharmaka: Antidepressiva,* eingesetzt zur Behandlung einer Depression mit Minderung der sexuellen Appetenz, werden die sexuelle Erlebnisfähigkeit positiv beeinflussen; werden sie benutzt, wenn keine Beeinträchtigungen der sexuellen Appetenz besteht, können sie das sexuelle Erleben negativ verändern. In Tabelle 6 sind die Pharmakagruppen aufgeführt, von denen negative Auswirkungen auf den sexuellen Bereich berichtet wurden.

Tabelle 6 Arzneimittel, die beim Mann oder bei der Frau sexuelle Dysfunktionen zur Folge haben und/oder funktionelle Sexualstörungen mitbedingen können

Chemische Kurzbezeichnung	Arzneispezialitäten (Beispiele) des In- und Auslandes
Acetophenazin	Tindal
Alseroxylon	Rauwiloid
Amitriptylin	Laroxyl, Saroten, Tryptizol
Amphetamin	Amphaplex, Biphetamine, Obetrol
Benzphetamin	Didrex Tabs
Butaperazin	Neuronal, Oestrogynal, Neo-Gestakliman
Chlordiazepoxid	Helogaphen, Librium, Menrium, Multum

Chemische Kurzbezeichnung	Arzneispezialitäten (Beispiele) des In- und Auslandes
Chlorphentermin	Pre-Sate
Chlorpromazin	Megaphen, Stelazine, Thorazine
Chlorprothixen	Taractan, Truxal
Chlortalidon	Hygroton, Regroton
Clonidin	Catapresan
Cyproteronacetat	Androcur
Deserpidin	Enduronyl, Harmonyl
Desipramin	Norpramin, Pertofran
Dextroamphetamin	Bontril, Obotan
Diazepam	Valium
Diethylpropion	Regenon, Tenuate, Tepanil
Disulfiram	Antabus
Doxepin	Aponal, Sinquan
Ethionamid	Trecator
Fluphenazin	Dapotum, Lyogen, Omca, Prolixin
Guanethidin	Esimil, Ismelin, Sanotensin
Guanoxan	Envacar
Guanoclor	Vatensol
Haloperidol	Haldol-Janssen, Sigaperidol
Imipramin	Presamine, Tofranil
Isocarboxazid	Marplan
Isopromamidiodid	Darbid, Priamide-Eupharma
Lithium	Lithium-Duriles
Mecamylamin	Inversine HCl Tabs
Meprobamat	Aneural, Cyrpon, Meprosa, Miltaun
Mesoridazin	Serentil
Methamphetamin	Ambar, Desbutal, Fetamin, Pervitin
Methanthelinbromid	Banthine, Vagantin
Methaqualon	Normi-Nox, Pro Dorm, Revonal
Methyldopa	Aldometil, Aldoril, Presinol, Sembrina
Nitrazepam	Mogadan
Nortriptylin	Aventyl HCl, Nortrilen
Oxazepam	Adumbran, Praxiten, Serax
Pargylin	Eutonyl, Eutron
Perphenazin	Decentan, Triavil, Trilafon
Phenelzin	Nardil
Phenobarbital	Luminal, Phenaemal, Seda-Tablinen
Phenmetrazin	Preludin Tabs

Chemische Kurzbezeichnung	Arzneispezialitäten (Beispiele) des In- und Auslandes
Phenoxybenzamin	Dibenzyline, Dibenzyran
Piperacetazin	Quide
Prochlorperazin	Combid Spansule, Compazine
Propanthelinbromid	Pro-Banthine, Probital
Propranolol	Dociton
Protriptylin	Maximed, Vivactil HCl
Rauwolfia serpentina-Auszüge	Raucombin, Raudixin, Rauwoplant
Reserpin	Diupres, Sedaraupin, Serpasil
Spironolacton	Aldactazide, Aldactone, Osyrol
Syrosingopin	Singoserp, Singoserp-Esidrix
Thioridazin	Mellaril, Melleril
Thiothixen	Navane
Tranylcypromin	Parnate
Trifluoperazin	Jatroneural, Stelazine, Thorazine HCl
Trimeprazin	Temaril
Trimiprimin, Trimipramin	Surmontil, Stangyl

(nach *V. Sigusch:* Sexuelle Funktionsstörungen: Somatischer Anteil und somatische Behandlungsversuche, S. 96/97. In: *V. Sigusch* [Hrsg.]: Therapie sexueller Störungen, 2. Aufl. Thieme, Stuttgart 1980 [mit freundlicher Erlaubnis des Autors])

Schlußfolgerung: Ganz allgemein bleibt festzuhalten: Der negative Einfluß einiger Pharmaka ist unbestritten; die Zusammenhänge zwischen Krankheit, Persönlichkeit und Pharmaka sind jedoch äußerst komplex und bisher sehr ungenügend untersucht worden, insbesondere bei Frauen.

6. Psychogenese

Die sexuellen Funktionsstörungen sollten wir den psychosomatischen Störungsbildern zurechnen; das bedeutet:

> Sexuelle Funktionsstörungen können vorwiegend organisch (selten), vorwiegend oder ausschließlich psychisch (sehr häufig) oder durch Wechselwirkungen organischer und psychischer Faktoren (häufig) bedingt sein. Niemals wird sich eine einzige Ursache für eine funktionelle Sexualstörung finden, immer ist es ein Ursachenbündel.

Dabei gibt es zum einen die bereits genannten Kombinationen körperlicher und psychischer Faktoren. Als Beispiel weise ich nochmals auf Patientinnen mit einer *Urämie* hin. Die Erkrankung selbst dürfte in einer uns noch unbekannten Art direkt das sexuelle Erleben negativ beeinträchtigen, wie auch das Wissen darum, eine schwere Erkrankung mit dem Risiko der Hämodialyse oder gar Nierentransplantation zu haben. Zum anderen wirken auch die verschiedenen Ursachen im psychischen Bereich aufeinander ein.

Wir sollten uns deshalb hüten vor allzu gefälligen Vereinfachungen: Eine enge Bindung an den Vater allein verursacht – wenn überhaupt – ebenso wenig eine sexuelle Funktionsstörung, wie die ausschließliche Angst vor Schmerzen beim Koitus. Bei den *Männern* steht oft die Angst, eine von ihnen selbst oder der Partnerin erwartete Leistung nicht erbringen zu können, ganz im Vordergrund der chronifizierenden Faktoren einer sexuellen Funktionsstörung. Den sich daraus ergebenden *Selbstverstärkungsmechanismus der Versagensangst* habe ich bereits beschrieben (*Kockott*, 1988). Er spielt bei Frauen eine deutlich geringere Rolle. Bei *Frauen* erleben wir dagegen ganz selten, daß eine einzige Ursache deutlich aus dem Ursachenbündel herausragt. Wahrscheinlich ist das auch ein Grund dafür, daß die sexuellen Funktionsstörungen bei der Frau sehr *oft kombiniert* anzutreffen sind und sich selten als ausschließliche

Appetenz- oder Orgasmusstörungen definieren lassen. In der Literatur werden eine Fülle psychischer Faktoren als hypothetische Ursachen angegeben; sie lassen sich zur besseren Übersicht in drei Bereiche gliedern:
- Probleme mit der Sexualität
- Probleme in der Beziehung
- Probleme in der Persönlichkeit.

Probleme mit der Sexualität

Jahrhundertelang sind die Frauen in unserer Kultur geringer bewertet worden. Dagegen lehnen sie sich seit längerem erfolgreich auf – die *Emanzipationsbewegung*. Sie verlangt auch ein neues Verständnis der sexuellen Beziehungen zwischen Mann und Frau. Diese *sozialen Veränderungen* bedingen aber auch Verunsicherungen und haben neue Minderbewertungen geschaffen, die noch nicht korrigiert sind; jetzt ist die »Nur-Hausfrau« abgewertet und die Mutterrolle sehr zwiespältig geworden. Das hat viele Frauen in Schwierigkeiten mit ihrer *Geschlechterrolle* gebracht. Was soll sie nun sein: Erfolgreich berufstätige Frau, verständnisvolle Mutter, gute Hausfrau oder begehrenswerte Geliebte – verständlich, wenn eine Frau in dieser Konfliktsituation dazu neigt, starke Unsicherheiten zu entwickeln, aus denen sich sexuelle Probleme ergeben können.

Erziehungseinflüsse: Wenn das Mädchen lernt, Sexualität ist etwas Negatives, Schlechtes, wird es als erwachsene Frau zumindest zunächst Schwierigkeiten haben, Sexualität frei von diesen negativen Gefühlen zu erleben. Gerade Frauen können lange durch die sexualfeindliche Einstellung der Eltern oder eines Elternteils geprägt sein. Spezifische körperlich- oder psychisch-sexuelle Traumen der Kindheit und frühen Jugend werden wohl nie ohne Einfluß auf die Erlebnisfähigkeit im Erwachsenenalter bleiben.

Falsche Vorstellungen, sexuelle Mythen: Hierzu gehören z. B. falsche Vorstellungen über »normale« *Häufigkeit* sexueller Kontakte.

> Wenn die eigene Norm eines Paares unter diesem vermeintlich allgemeinen Häufigkeitsdurchschnitt liegt, setzen sich beide u. U. derart unter Druck, daß die sexuelle Erlebnisfähigkeit beeinträchtigt ist.

Auf den Mythos von der *Gleichzeitigkeit* im Erleben des Orgasmus bin ich schon auf Seite 26 eingegangen: Gleichzeitigkeit ist die Ausnahme. Eine Frau, die durch *orale sexuelle Kontakte* stark erregt wird, kann glauben, »pervers« zu sein, wenn ihr unbekannt ist, daß ca. ein Viertel aller Frauen in gleicher Weise reagieren.

Eine Frau mag glauben, sexuell unreif, minderwertig zu sein, wenn sie einen Orgasmus nur durch direkte *Klitorisreizung* erlebt – insbesondere dann, wenn sie psychoanalytische Literatur gelesen hat mit der längst veralteten Ansicht, nur der vaginal erlebte Orgasmus sei Zeichen sexueller Reife (s. S. 14). Das ist nur eine Auswahl von Beispielen; sie ließen sich beliebig fortsetzen.

Örtliche, zeitliche Bedingungen: Die Fähigkeit, auf sexuelle Stimulierung adäquat zu reagieren, kann unter anderem von der *Örtlichkeit* und der Umgebung abhängen, in denen es zu sexuellen Kontakten kommt: Darf z. B. die Zimmerwirtin nebenan nichts von der »Unmoral« ihrer Studentin hören oder könnten im nächsten Moment die Kinder das Schlafzimmer betreten, wird die notwendige *Entspannung verhindert* und die Erlebnisfähigkeit eingeschränkt.

Ähnlich kann die Problematik bei Eheleuten sein, die mit ihren Eltern im gleichen Haus wohnen. Gleiche Gründe können auch die sexuelle Reaktionsfähigkeit beim sogenannten *»Auto-Sex«* behindern wegen der Angst, jemand könne die Zärtlichkeiten beobachten.

Auch *zeitliche Umstände* können eine Frau in ihrem Erleben beeinträchtigen: Ist z. B. der Partner während der Werktage auf Montage oder sind beide Partner zu unterschiedlichen Tageszeiten berufstätig, so ergeben sich nur wenige Gelegenheiten für Intimitäten, und diese sind dann durch die Umstände so »programmiert«, daß Zärtlichkeiten nicht spontan und vom gegenseitigen Verlangen, sondern allein durch die Umstände gesteuert werden.

> Viele dieser Patientinnen berichten, daß unter anderen Bedingungen, z. B. im Urlaub, die Sexualität weitaus befriedigender oder sogar völlig ungestört sein kann. Das zeigt uns die Bedeutung dieser *Alltagsbelastungen*. Positives Erleben der Sexualität braucht Zeit und angenehme Umgebung, ganz besonders für die Frau.

Angst vor Schwangerschaft: In der Zeit, als die orale Kontrazeption noch nicht eingeführt war, gaben Frauen mit Orgasmusstörungen am häufigsten als Ursache die Angst an, *schwanger* zu werden. Diese Ängste waren ganz sicher sehr verbreitet. Sie sind auch eine einleuchtende Erklärung für Orgasmusstörungen. Ob sie wirklich immer die wesentlichen Ursachen waren, möchte ich bezweifeln. Es ist gut denkbar, daß diese Erklärung andere, vielleicht nicht so leicht zu verstehende Ursachen verdecken konnte. Heute spielen Schwangerschaftsängste nur noch eine geringe Rolle, ich komme im Abschnitt »Beratung« noch einmal darauf zurück.

Sexualstörung des Partners: Frauen, deren männliche Partner z. B. an einer nicht sehr ausgeprägten, aber deutlichen *Ejaculatio praecox* leiden, haben oft Orgasmusstörungen. Manchmal sind sie der irrigen Meinung, die Sexualität ihres Partners sei das Normale, nur sie selbst seien zu langsam in ihrer sexuellen Reaktionsfähigkeit.

Beispiel: Frau B. kommt auf Überweisung ihres Gynäkologen wegen Orgasmusstörungen zur Behandlung. Sie ist 33 Jahre alt, Hausfrau und seit 10 Jahren mit ihrem jetzt 36jährigen Ehemann, einem Fernmeldetechniker, verheiratet. Das Ehepaar hat zwei Kinder im Alter von acht und sechs Jahren. Frau B. berichtet, daß es ihr nicht möglich sei, beim Koitus mit ihrem Mann einen Orgasmus zu erreichen. Dieses Problem belaste sie seit Jahren. Seit der gleichen Zeit leide sie auch an unklaren Unterleibsbeschwerden. Ihr Gynäkologe könne hierfür keine organischen Ursachen finden und spreche von »Verspannungen« im Unterleib. Diese Beschwerden seien z. T. so stark, daß sie vor Schmerzen keinerlei sexuelle Erregung verspüre und deshalb dem Geschlechtsverkehr in letzter Zeit immer mehr aus dem Wege gehe. Dies wiederum würde zu Streitereien mit ihrem Partner führen. Auf genaueres Befragen hin gibt Frau B. an, wenn ihr Mann sie manuell stimuliere und auch bei der Masturbation erreiche sie durchaus einen Orgasmus. Sie sei auch orgasmusfähig, wenn sie mit anderen Männern sexuellen Kontakt habe, wie dies früher und einige Male während der Ehe der Fall gewesen sei. Im Unterschied zu ihrem eigenen Mann aber »dauert es bei den anderen länger, bis es zum Samenerguß kommt«. Schließlich ist zu erfahren, daß ihr Mann bereits kurz nach der Einführung des Gliedes ejakuliere, so daß sie »nicht genug Zeit« habe, um selbst zum Orgasmus zu kommen. Sie habe lange Zeit geglaubt, das schnelle Reagieren ihres Mannes sei normal, sie sei nur zu langsam. Als sie vor kurzem nochmals mit einem anderen Mann (insgesamt selten) geschlafen habe, »um zu sehen, ob ich überhaupt noch wie eine Frau sexuell reagieren kann« und sie wieder erlebte, daß dieser Mann sehr viel später einen Samenerguß hatte, als ihr eigener Mann, habe sie begonnen zu zweifeln, ob die sexuellen Schwierigkeiten wirklich ihr Problem sei.

Probleme in der Beziehung

Sexualprobleme sind eng verzahnt mit Partnerproblemen, sie bedingen sich oft gegenseitig.

Auswirkungen einer sexuellen Störung auf die Partnerschaft: *Mangelnde oder falsche Kommunikation* über sexuelle Wünsche, Bedürfnisse und Ängste scheinen ein Charakteristikum von Partnerbeziehungen zu sein, in denen mindestens ein Partner sexuelle Schwierigkeiten hat. Vermeidet z. B. eine Frau Zärtlichkeiten oder wehrt sie sich gegen den Geschlechtsverkehr, ohne ihren Partner zu informieren, warum sie das tut, so wird der Mann mehr oder weniger rasch die Geduld verlieren, Sexualität von ihr fordern und schließlich die ganze Partnerschaft in Frage stellen. Aus *Angst,* den Mann zu verlieren, spielen deshalb viele Frauen ihren Partnern über Jahre hinweg Lust, sexuelle Erregung und Orgasmus vor – häufig begleitet von starken Schmerzen beim Geschlechtsverkehr, von Ekelgefühlen und unklaren somatischen Beschwerden aller Art (vor allem im Bereich des kleinen Beckens). Dadurch verstärken sie noch ihre sexuellen Schwierigkeiten.

Andere versuchen, den sexuellen Kontakt, der für sie ja mit Ängsten, Enttäuschungen und Schmerzen verbunden ist, zu vermeiden und erzeugen deshalb manchmal *bewußt Spannungen* in der Partnerschaft. Sie haben ständig an den äußeren Situationen des Liebesspiels etwas auszusetzen oder verringern gar ihre eigene sexuelle Attraktivität. Sie brechen z. B. Streitigkeiten vom Zaun, wollen den Geschlechtsverkehr nur abends, sind dann aber stets müde, entwickeln Über- oder Untergewicht und vernachlässigen Äußeres und Körperpflege.

Manche Frauen können sich zum Geschlechtsverkehr nur mehr dann überwinden, wenn sie *angetrunken* sind und riskieren dadurch zusätzliche Partnerprobleme. Nach *Dittmar* et al. (1983) fühlen sich viele dieser Frauen nicht in der Lage, das Vorspielen des Orgasmus zu beenden und mit Hilfe ihres Arztes in einem Gespräch zu dritt ihre Männer aufzuklären. Ihre Begründung ist meistens, man habe den Mann seit vielen Jahren getäuscht, er werde eine so lange Täuschung sicher nicht verzeihen. Nach *Dittmars* Untersuchungen ist im allgemeinen die Angst, der Partner könnte nicht zufrieden sein und möglicherweise deshalb die Beziehung beenden, das Problem, das Frauen mit funktionellen Sexualstörungen am allermeisten belastet, nicht das Fehlen eigener sexueller Befriedigung.

> Von wenigen Ausnahmen abgesehen, führen *funktionelle Sexualstörungen* immer zu Konflikten in der Partnerschaft. Je länger die Störung besteht, desto schwerwiegender werden die Partnerprobleme.

Auswirkung gestörter Partnerschaft auf die Sexualität: Eine erkaltende Liebesbeziehung läßt das sexuelle Interesse aneinander schwinden, das ist klar. Aber die Zuneigung zueinander kann da sein, und dennoch gibt es sexuelle Probleme. Bei Schwierigkeiten der Partner miteinander wird meist auch die Sexualsphäre als ein Teil der partnerschaftlichen Kommunikation in die Störung mit einbezogen oder die *Partnerproblematik* wird ausschließlich *auf den Sexualbereich verlagert*. Prinzipiell kann also jeder Partnerkonflikt befriedigendes sexuelles Erleben verhindern, damit auslösend für weitere Streitigkeiten sein und dadurch die Sexualität immer negativer beeinflussen. Wenn der Partnerkonflikt »offen« besteht, ist es recht leicht, den Zusammenhang mit gleichzeitig vorhandenen sexuellen Störungen zu sehen. Sehr viel schwieriger ist der Zusammenhang zu erkennen zwischen *sexueller Störung und »verdeckter Partnerproblematik«*. *Arentewicz* und *Schmidt* (1986) verdanken wir die Darstellung der

vier typischen partnerdynamischen Prozesse:

1. **Delegation:** Der »ungestörte« Mann hat ein *Interesse an der Funktionsstörung seiner Frau*. Er braucht die Störung beispielsweise, um seine eigenen Probleme zu kaschieren oder er kann die sexuelle Schwäche seiner Partnerin genießen und sich selbst dadurch überlegen fühlen. Diese Situation läßt sich oft an der Art ablesen, wie sich dieser Mann bei sexuellem Kontakt verhält: Kühl-distanzierte Haltung beim Versuch sexuellen Kontaktes, sexuelle Initiative in Momenten, in denen es der Frau nicht möglich ist, darauf einzugehen oder direkter Abbruch sexueller Stimulation durch ihn, die er selbst begonnen hatte usw. Mit einer solchen *»sexuellen Sabotage«* (*Kaplan* 1974) wird die Störung der Frau vom Mann aufrechterhalten. Das Umgekehrte gilt natürlich gleichermaßen. Dabei ist zu betonen, daß dies in der Regel völlig *unbewußt* geschieht.
2. **Arrangement:** Die sexuelle Funktionsstörung kann ein Arrangement zwischen den Partnern sein, das beiden nützt. Das kann aus dem Motiv *gemeinsamer Abwehr von Sexualängsten* geschehen, etwa dann, wenn der männliche Partner einer Frau mit Vaginismus Erektionsstörungen hat.
3. **Wendung gegen den Partner:** Die sexuelle Funktionsstörung wird gegen den Partner eingesetzt, um *Dominanzkonflikte* auszutragen. Wir finden diese Form oft bei Frauen.

    Beispiel: Frau S. kommt mit der Diagnose einer Orgasmusstörung in Behandlung. Sie ist 27 Jahre alt, Gartenarbeiterin und seit fünf Jahren mit einem jetzt 30jährigen Hochschulassistenten verheiratet. Geschlechtsverkehr habe sie im Verlauf der Ehe immer seltener mit Orgasmus erlebt und deshalb die Versuche ihres Partners, sexuellen Kontakt zu haben, immer häufiger abgewehrt. Zu einem außerehelichen Verkehr hätte sie öfters das Bedürfnis, dies komme jedoch für sie aus moralischen Gründen nicht in Frage. Eine manuelle klitoridale Stimulierung finde sie unästhetisch, sie möge eigentlich nur, wenn ihr Mann sie am Rücken streichle und das lasse sie jetzt nur noch als einziges zu. Die Partnerbeziehung sei »sehr gut«. Sie hätten beide sehr viele und gleiche Hobbys, würden gemeinsam reiten und Tennis spielen. Es ärgere sie »nur etwas«, daß ihr Mann in allen diesen Dingen besser sei als sie, schneller Neues lernen würde und sie eigentlich dauernd hinter seinen Fähigkeiten hinterherhinke, obwohl sie z. B. Kurse an der Volkshochschule belege, auch zusätzliche Reit- und Tennisstunden nehme. Wie die weitere Exploration zeigt, ist *das* ihr eigentliches großes Problem. Es könne schon stimmen, daß sie über die Sexualität ihrem Ärger Luft mache. Da habe sie die einzige Möglichkeit, ihrem Mann Paroli zu bieten, ihm sogar überlegen zu sein (»Du bekommst Sexualität nur, wenn ich es will«).

4. **Ambivalenzmanagement:** Bestehen bei einer Patientin *Beziehungskonflikte,* so kann die Sexualität zu einem wichtigen Regulativ für die richtige Balance im Nähe-Distanz-Konflikt werden. Über sexuelle Kontakte kann bei zuviel Distanz zum Partner Nähe hergestellt werden. Umgekehrt kann sich durch eine sexuelle Störung bei zuviel Nähe das größere Maß an Distanz erreichen lassen.

Probleme in der Persönlichkeit

Abwehr von Angst

Psychoanalytiker sehen funktionelle Sexualstörungen als *Abwehrmechanismen* individueller Ängste an. Das Symptom habe eine stabilisierende Funktion, weil es ein »relativ angstfreies neurotisches Gleichgewicht« (*Becker* 1980) ermöglicht. Die *Ängste,* die die funktionellen Sexualstörungen »neutralisieren« sollen, lassen sich nach Ansicht der Psychoanalyse aus *frühen Trieberfahrungen* und aus der Art früher Eltern-Kind-Beziehungen erkennen. Im konkreten Fall allerdings gelingt dieses Erkennen nur selten und so bleiben die Annahmen hypothetisch.
Da diese psychoanalytischen Überlegungen für die praktisch durchgeführte Psychotherapie oft keine wesentliche Bedeutung haben, sollen sie hier nur kurz referiert werden: Sexualstörungen haben danach vor allem ihre Ursache in der *Abwehr von Triebängsten* aus den psychoanalytisch definierten Phasen der psychosexuellen Entwicklung im Sinne *Freuds. Versagungen* in der oralen Phase könnten danach ein generelles Gefühl des Zukurzgekommenseins hervorrufen und die *Angst* bedingen, im späteren Leben nur Enttäuschungen zu erleben. So könnten sexuelle Wünsche die Angst vor sexueller Enttäuschung hervorrufen; sexuelle Störungen hätten dann den Sinn, diesen Enttäuschungen vorzubeugen, da sexuelle Wünsche gar nicht erst in die Tat umgesetzt werden können. Wird in der analen Phase ein überstarkes Maß an Körperbeherrschung erlernt, so könnten später Orgasmusstörungen entstehen aus der *Angst vor dem Sichfallenlassen.* Diese Angst wird tatsächlich oft von Frauen mit Orgasmusstörungen angegeben. Ob sie sich allerdings aus einer *übertriebenen Sauberkeitserziehung* in der Kindheitsentwicklung herleiten läßt, muß eine Hypothese bleiben. Aus der phallischen Phase könnten *Kastrationsängste* auf das Erleben sexueller Wünsche folgen. Nach psychoanalytischer Sicht gehen sie auf entsprechende reale oder phantasierte Strafandrohungen zurück und spielten eine besondere Rolle in der Ätiologie funktio-

neller Sexualstörungen des Mannes. Für die Erklärung sexueller Funktionsstörungen der Frau werden ähnliche Zusammenhänge postuliert. Ausführliche Angaben hierzu finden sich z. B. bei *Becker* (1980).

Ein weiterer Bereich sind *Beziehungsängste*. Sie dürften in der Tat öfters eine wesentliche Ursache sexueller Funktionsstörungen sein. Das kann man schon aus der Formulierung der Patientin entnehmen: »Solange ich diese sexuelle Problematik habe, kann ich doch gar keine partnerschaftliche Bindung eingehen.« Hier scheint dann tatsächlich die Sexualstörung dem Zwecke zu dienen, vor sich selbst einen Grund zu haben, eine Partnerschaft nicht eingehen zu können. Die Psychoanalyse leitet solche Beziehungsängste aus früher erlebten übermäßig starken *Mutter-Kind-Beziehungen* her. Sie lassen sich aber auch ganz anders erklären, z. B. aus *negativen Lernerfahrungen*. Patienten mit sexuellen Störungen, die eine ausgeprägte Angst vor Partnerverlust haben, kommen oft aus Familien, in denen ein Elternteil tatsächlich oder entsprechend seinem Verhalten abwesend war (*O'Connor* und *Stern*, 1972). So ist vorstellbar, daß jede engere Beziehung solcher Patienten im späteren Erwachsenenalter die Furcht mobilisiert, wieder, wie in der Kindheit, *verlassen* zu werden.

Beim Manne spielen jene Ängste eine besondere Bedeutung, die von der *Nichterfüllung von Erwartungen* herrühren, die entsprechend den gesellschaftlichen Normen vermeintlich oder tatsächlich an ihn gestellt werden. *Arentewicz* und *Schmidt* (1986) sprechen von *Geschlechtsidentitätsängsten*. Sicher sind Parallelen bei der Frau anzunehmen. Hinter sexuellen Störungen könnte also auch die Angst vor der Übernahme der *Mutterrolle* bzw. der Übernahme von *Verpflichtungen* stehen, die eine Familiengründung mit sich bringen.

Orgasmusorientiertheit

Der *sexuelle Liberalisierungsprozeß* der letzten Jahre hat neben seiner Enttabuisierung des Sexuellen leider auch neue Normen geschaffen. Eine davon ist die *Orgasmusorientiertheit*.

> Heute geht es bei sexuellen Kontakten nicht so sehr um die sexuelle Zufriedenheit, sondern es muß ein Orgasmus erreicht werden. Erreichen Frauen dieses Ziel nicht, fürchten viele von ihnen, keine »richtige Frau« zu sein; sie machen ihre eigene Wertigkeit vom Erreichen des Orgasmus abhängig. Sie wollen ihn krampfhaft erzwingen und gerade deshalb bleibt er aus.

Orientierung am Partner

Bei einer Reihe von Frauen mit sexuellen Störungen fanden *Dittmar* et al. (1983) eine *starke Orientierung am Partner*. Für diese Frauen ist die Befriedigung des Partners am wichtigsten, ihn wollen sie nicht enttäuschen. Sie meinen, dem Manne falle die volle Verantwortung für die sexuelle Befriedigung der Frau zu. Erreicht sie den Orgasmus nicht, kann sie ihm nicht das entsprechende Erfolgserlebnis vermitteln. Er könnte enttäuscht sein und die Partnerschaft in Frage stellen.

> So achten diese Frauen nur darauf, ob sie für ihren Partner befriedigend reagieren, beobachten sich also ständig und können dadurch ihre eigenen sexuellen Empfindungen gar nicht wahrnehmen.

Leistungsdruck

Aus dem Gefühl heraus, bestimmten *Normen* in einer Partnerschaft verpflichtet zu sein (Normen über Häufigkeit; wenn der Mann Sex will, darf ich nicht ablehnen) gehen Frauen auch dann sexuelle Kontakte ein, wenn sie dazu im Moment gar nicht bereit sind. Sie können dann das Gefühl entwickeln, »Objekt« zu sein und ausgenutzt zu werden, und das allein blockiert sexuelle Erregung. Der sexuelle Kontakt wird dadurch unangenehm und setzt die Bereitschaft zu späteren Kontakten weiter herab. Sicherlich fordern Männer häufig unter mehr oder minder versteckten Drohungen den Geschlechtsverkehr oder bieten dazu alle Überredungskünste auf.

> Manchmal aber werden die Forderungen der Männer von den Frauen antizipiert, obwohl sie gar nicht vorhanden sind. Die Frau empfindet dann alles als Aufforderung zum Geschlechtsverkehr und gerät so in eine Fehleinschätzung.

Selbstbeobachtung und Konzentrationsunfähigkeit

Die meisten Frauen mit Orgasmusstörungen beobachten sich beim Vorspiel oder beim Verkehr und fragen sich ängstlich, wie sie wohl reagieren werden (*Dittmar* et al. 1983). Gleichzeitig schildern sie eine *»Konzentrationsunfähigkeit«*.

> Viele Frauen mit Orgasmusstörungen geben an, sie könnten sich auf die sexuelle Stimulierung gar nicht konzentrieren. Es würde ihnen dabei laufend unpassende Gedanken durch den Kopf gehen, die mit der sexuellen Situation nichts zu tun haben. Manche fragen dann tatsächlich auch unvermittelt ihren Partner nach derartigen Dingen, mit dem Erfolg, daß dessen sexuelle Erregung schlagartig zurückgeht.

Diese Frauen registrieren durchaus ihre körperlichen Reaktionen auf die sexuelle Stimulierung, reagieren aber nicht mit dem Gefühl sexueller Erregung. Sie nehmen ihre körperlichen Reaktionen psychisch nicht wahr.
Diese Wahrnehmungsunfähigkeit kann theoretisch die verschiedensten Gründe haben: Zum einen könnte es fehlende Lernerfahrung sein, zum anderen eine Angst, sich den eigenen Gefühlen hinzugeben, sich fallen zu lassen; das wird oft von den Patientinnen direkt bejaht. Es kommen etwa Bemerkungen wie »ich habe Angst, die Kontrolle über mich zu verlieren«, »was wird mein Partner von mir den-

ken, wenn er mein im Orgasmus verzerrtes Gesicht sieht« o. ä. Ein anderer Grund dieser Diskrepanz zwischen körperlicher Reaktion und psychischem Empfinden könnte auch ein aggressiv motiviertes Abblocken sein durch einen Rollenkonflikt in der Partnerschaft. Die Frau bescheinigt damit ihrem Partner, daß er unfähig ist, sie zum Orgasmus zu bringen; das wäre dann Ausdruck eines Machtkampfes in der Partnerschaft.

Traumatische Erlebnisse und strenge Sexualmoral

Ausgehend von der klinischen Erfahrung, daß psychisch bedingte funktionelle Sexualstörungen meist phobisches Gepräge haben, zumindest bei den Männern, könnte angenommen werden, daß der Entstehung dieser Störungen traumatische sexuelle Erlebnisse zugrunde liegen. Bei Männern ist dies durchaus auch der Fall, sie erleben ihr sexuelles Versagen beim Koitus häufig äußerst traumatisch. Hierzu gibt es bei den Frauen keine gleichwertige Parallele. Sexuelle Traumata in der Vorgeschichte scheinen durchaus nicht immer zu sexuellen Störungen führen zu müssen. Sie fanden sich in einer Vergleichsuntersuchung bei Patientinnen mit Sexualstörungen genauso häufig wie bei sexuell ungestörten Frauen (*Dittmar* et al., 1983).

Masters und *Johnson* (1973) geben häufig strenge religiöse Erziehung als Ursache sexueller Probleme an. Dadurch würden die sexuellen Ausdrucksmöglichkeiten junger Mädchen unterdrückt und dies sei der primäre Faktor für die Hemmung sexueller Funktionen im Erwachsenenalter. In diesem Zusammenhang wird von *ekklesiogenen Sexualstörungen* gesprochen. Nach aller Erfahrung spielen aber heute diese Einflüsse nur noch eine ganz untergeordnete Rolle, zumindest in Deutschland.

Es ist keine Frage, daß die auf Fruchtbarkeit reduzierte Sexualität der kirchlich repressiven Sexualethik die Erlebnisfähigkeit vieler Frauen sehr stark eingeschränkt hat. Sicher sind auch heute noch diese Normen nicht völlig ungültig und spielen bei Schuldgefühlen und Gewissensnöten eine gewisse Rolle. Die junge Generation hat sich jedoch von diesen Einflüssen weitestgehend frei gemacht und die Kirche hat sich darauf eingestellt.

Der Selbstverstärkungsmechanismus

Der *Selbstverstärkungsmechanismus* spielt bei den Männern eine große Rolle, sexuelle Funktionsstörungen aufrecht zu erhalten; ich bin darauf ausführlich eingegangen (*Kockott*, 1988). Da er jedoch bei Frauen auch wirksam sein kann, insbesondere bei Frauen mit *starker Orgasmusorientiertheit,* erwähne ich hier noch einmal das Grundprinzip:
Das erste, vielleicht zufällige Auftreten einer sexuellen Funktionsstörung führt zu der Angst, bei erneutem sexuellen Kontakt könnte die Problematik wieder auftreten – eine *Erwartungsangst.* Sie verhindert dann tatsächlich die intakte Funktion; dadurch wird die Angst noch erhöht. Dieser Selbstverstärkungsmechanismus verfestigt dann die funktionellen Sexualstörungen. Dabei ist es gleichgültig, ob weitere Konflikte ursächliche Bedeutung haben oder sich die Störung von diesen ursprünglichen ursächlichen Bedingungen gelöst hat und funktionell autonom weiterbesteht.

Störungsspezifität

Schon bei den Männern habe ich beschrieben, daß es im psychischen Bereich keine störungsspezifischen Ursachen gibt. Jede Konfliktsituation kann im Prinzip zu jeder Störungsform führen. Gleiches gilt bei den Fauen, allerdings mit einer Ausnahme: Nach den Untersuchungen von *Dittmar* u. *Revenstorf* (1977) unterscheiden sich Frauen mit einer *koitalen Anorgasmie* (Anorgasmie nur bei Koituskontakten, sonst voll orgasmusfähig) eindeutig von Frauen mit anderen sexuellen Störungen. Er verglich eine weibliche Normalpersonengruppe mit Frauen, die entweder unter völliger Anorgasmie, koitaler Orgasmusstörung oder einem Vaginismus litten. Dabei ergab sich folgendes Bild:
Frauen mit völliger Anorgasmie und mit einem Vaginismus stuften sich auf den verschiedensten Untersuchungsinstrumenten sehr ähnlich ein, sie unterschieden sich von den weiblichen Normalpersonen ganz deutlich in Richtung »Gestörtheit«. Anders die Frauen mit koitalen Orgasmusstörungen. Sie glichen insgesamt eher der Gruppe der Nor-

malpersonen, obwohl auch sie unter ihrer sexuellen Problematik eindeutig litten. Frauen mit völliger Anorgasmie und mit Vaginismus schilderten sich ängstlich und gehemmt. Ihr Anspruch an ihre Sexualität orientierte sich offensichtlich an der üblichen Norm. Frauen mit koitalen Orgasmusstörungen dagegen beschrieben sich zwar insgesamt eher als normal, weniger ängstlich, weniger gehemmt als die anderen gestörten Frauen, allerdings zeigten sie einen deutlich überhöhten Anspruch an ihre eigene Sexualität. Aus der Beurteilung ihrer Partner war abzulesen, daß sie offensichtlich auch in anderen Lebensbereichen dazu neigten, an sich selbst *überhöhte Forderungen* zu stellen.

Schlußfolgerung

Die aufgeführten drei großen Bereiche psychischer Ursachen beeinflussen sich gegenseitig oft sehr stark (s. Abb. 3): Probleme der Persönlichkeit können Beziehungsprobleme bedingen. Partnerkonflikte können zur individuellen Belastung werden. Probleme der Persönlichkeit können sexuelle Schwierigkeiten auslösen, sexuelle Probleme können Partnerkonflikte zur Folge haben usw.

Bei dieser starken Wechselwirkung sind weder störungsspezifische Hauptursachen zu erwarten, noch klar voneinander abgegrenzte Störungsbilder sexueller Funktionen.

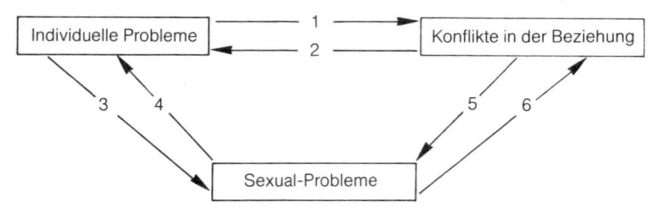

Abb. 3 Der Zusammenhang von individuellen Problemen, Beziehungsschwierigkeiten und sexueller Gestörtheit (aus *Zimmer, D.:* Sexualität und Partnerschaft. Urban & Schwarzenberg, München 1985).

7. Sexuelle Funktionsstörungen bei psychiatrischen Erkrankungen

Bei den sexuellen Funktionsstörungen durch psychiatrische Erkrankungen sind vier Krankheitsbilder zu nennen: Depressionen, Schizophrenie, chronischer Alkoholismus und Drogenabhängigkeit. Ausführlich bin ich auf diese Krankheitsbilder bei der Besprechung sexueller Funktionsstörungen des Mannes eingegangen (*Kockott,* 1988). Die wichtigsten Gesichtspunkte sind in Tabelle 7 zusammengefaßt.

Tabelle 7 Sexuelle Funktionsstörungen bei psychiatrischen Erkrankungen

---

Depression
  Minderung oder Verlust der sexuellen Appetenz

Schizophrenie
  Hemmung sexueller Impulse als Ausdruck der Kontaktgestörtheit
  Gelegentlich Teil einer Wahnsymptomatik
  Gelegentlich sexuelle Enthemmung
  Minderung der sexuellen Appetenz öfters bedingt durch die notwendige Neuroleptika-Therapie in der akuten Krankheitsphase

Chronischer Alkoholismus, Drogenabhängigkeit
  Uneinheitliche sexuelle Symptomatik; Unklarheit, ob Ursache, Folge oder gemeinsame Verursachung
  Marihuana: »Katalysator«-Wirkung: Intensivierung der Empfindungen, auch der Empfindungen des Versagens
  Opiat-Abhängigkeit: Appetenzminderung

---

8. Sexualberatung

Nicht jede sexuelle Funktionsstörung bedarf gleich einer speziellen Behandlung. Viele sexuelle Probleme sind über eine Beratung in einigen wenigen Sitzungen zu lösen. Die Chancen hierzu sind am größten bei aktuell auftretenden, erst kurzfristig bestehenden Problemen. Da Sexualberatung, wenn kompetent ausgeführt, sexuelle Schwierigkeiten nicht verschlimmert, höchstens nicht löst, sollte sie zunächst immer versucht werden. Ihre Handhabung kann man über verschiedene Wege erlernen. Die Institute für Sexualforschung der Universitäten Frankfurt a. Main und Hamburg bieten mehrfach jährlich Fortbildungsseminare an. Die Deutsche Gesellschaft für praktische Sexualmedizin veranstaltet jährlich in Heidelberg (Juni) einen seminaristisch gestalteten Fortbildungskongreß. Es gibt regionale Arbeitsgruppen z. B. in Stuttgart. *Buddeberg* (1987) hat ein empfehlenswertes Buch zum Thema verfaßt.

Die Hauptaufgaben der Sexualberatung lassen sich wie folgt zusammenfassen:

- **Prophylaktische Aufgaben:** Das Auftreten sexueller Störungen soll verhindert werden; das gelingt vor allem über Information: Information über übliches Sexualverhalten, über normalphysiologische Vorgänge, über Zusammenhänge zwischen Sexualität und verschiedenen Erkrankungen. Der informierende Arzt erreicht dabei noch etwas: Er, vom Patient als kompetente Autorität angesehen, »erlaubt« sexuelles Tun und Handeln, das er als »üblich«, »normal« beschreibt. Er ist Modell, daß und wie man über Sexualität reden kann. Wahrscheinlich ist dieser Effekt sogar wirksamer als der Informationsinhalt selbst.
- **Abbau von Fehlvorstellungen und Hemmungen:** Sie sind oft die Hauptursache sexueller Schwierigkeiten. Manchmal sind sie der Patientin selbst gar nicht bewußt, sie ergeben sich erst im beratenden Gespräch.
- **Sexualität ist eine Form zwischenmenschlicher Kommunikation:** Gibt es Spannungen in der Beziehung, müssen

sie erkannt und abgebaut werden. Häufig werden sexuelle Störungen dadurch aufrechterhalten, daß keine oder keine genügende Kommunikation vorhanden ist. Die Sexualberatung hat dann das Ziel, das Gespräch wieder in Gang zu bringen.

Die *äußeren Bedingungen* für ein Gespräch über Sexualität, die *Gesprächsführung* und Art des Einstieges habe ich schon besprochen (s. S. 32 ff.). Ich möchte hier nur nochmals betonen: Zu einer Sexualberatung gehört der Partner. Ich finde es sinnvoll, ihn so bald als möglich einzubeziehen, damit bei ihm nicht erst das Gefühl entsteht, es werde hinter seinem Rücken gemeinsam Front gegen ihn gemacht o. ä. Folgendes Vorgehen hat sich bei uns bewährt:

> Einige wenige Gespräche mit der Patientin allein; ein weiteres Gespräch zunächst gemeinsam, um den Partner in Anwesenheit der Patientin kennenzulernen. Danach – je nach Situation – Einzelgespräch mit dem Partner, wieder möglichst kurz (»ich habe Ihre Frau in einigen Gesprächen kennengelernt, jetzt möchte ich Sie gern noch allein sprechen, dann setzen wir uns zusammen; ich mache das immer so«). Danach ein ausführliches Gespräch bzw. Gespräche mit dem Paar gemeinsam.

Dadurch erhalte ich die Möglichkeit, relativ rasch die Dinge zu erfahren, die für das Verständnis der Situation wichtig sind und mir helfen, die Richtung der Beratung zu erkennen. Spreche ich mit beiden von Anfang an nur zusammen, erfahre ich vielleicht erst sehr spät, daß das Hauptproblem ein außereheliches Verhältnis ist, das der Betroffene im gemeinsamen Gespräch nicht zu erwähnen wagt. Im Einzelgespräch versichere ich, Dinge nicht aufzugreifen, die mir unter dem Siegel der Verschwiegenheit mitgeteilt werden, aber ich bestehe darauf, daß sie später in die Beratung eingebracht werden müssen, wenn sie für die aktuelle Problematik relevant sind.

Patientinnen sagen oft, ihr Partner sei keinesfalls bereit zu einem Termin mitzukommen; schließlich habe ja *sie* das Problem, es sei *ihre* Sache, damit habe er doch nichts zu tun. Leider ist das oft wahr. Manchmal ist es auch eine Schutzbehauptung; die Patientin möchte aus unterschiedlichsten Gründen ihren Partner nicht hineinziehen. Wir sollten uns deshalb nicht zu schnell damit zufriedengeben und nachfragen, ob sie ihn denn schon gefragt habe. Hören wir die Antwort, das brauche sie gar nicht zu tun, seine Reaktion wisse sie, dann sollten wir vorsichtig nachfragen, ob sie nicht selbst zögere. Wenn es doch eher seine Haltung ist, hat es öfters geholfen, wenn ich ihn selbst (möglichst in ihrem Beisein) angerufen und zu einem Termin gebeten habe. Ich erkläre dann, es sei mir sehr wichtig, seine Meinung zur Problematik zu hören, um adäquat beraten zu können.

> Übrigens: Bei Männern mit sexuellen Problemen ist die Behauptung, die Partnerin sei nicht bereit mitzukommen, *meistens* ein Eigenschutz. Ich kann mich nicht erinnern, jemals eine komplette Ablehnung von der Partnerin erfahren zu haben. Im Gegenteil: Die meisten Partnerinnen hatten es erwartet, daß sie zu einem gemeinsamen Gespräch gebeten werden.

Ich bespreche jetzt die wichtigsten Bereiche sexueller Beratung. Ausführlich berichtet hierüber *Buddeberg* (1987).

Sexualberatung bei körperlichen Krankheiten

Die Angst, sexuelle Schwierigkeiten durch eine körperliche Krankheit zu entwickeln, ist bei den Männern deutlich größer als bei den Frauen. In der Tat sind nur wenige Erkrankungen Ursache sexueller Funktionsstörungen bei der Frau (s. S. 41 ff.). Dazu gehören z. B. *chronische Nierenerkrankungen* mit einer *Urämie*. Ob dagegen der *Diabetes mellitus* Sexualstörungen bei der Frau verursacht, ist unklar. Wie beim Mann sind sich auch Frauen nach einem *Herzinfarkt* unsicher, ab wann sie wieder sexuelle Kontakte aufnehmen können; sie befürchten, die Herz- und Kreislaufbelastung beim Sexualakt könnte zum Reinfarkt führen. Phy-

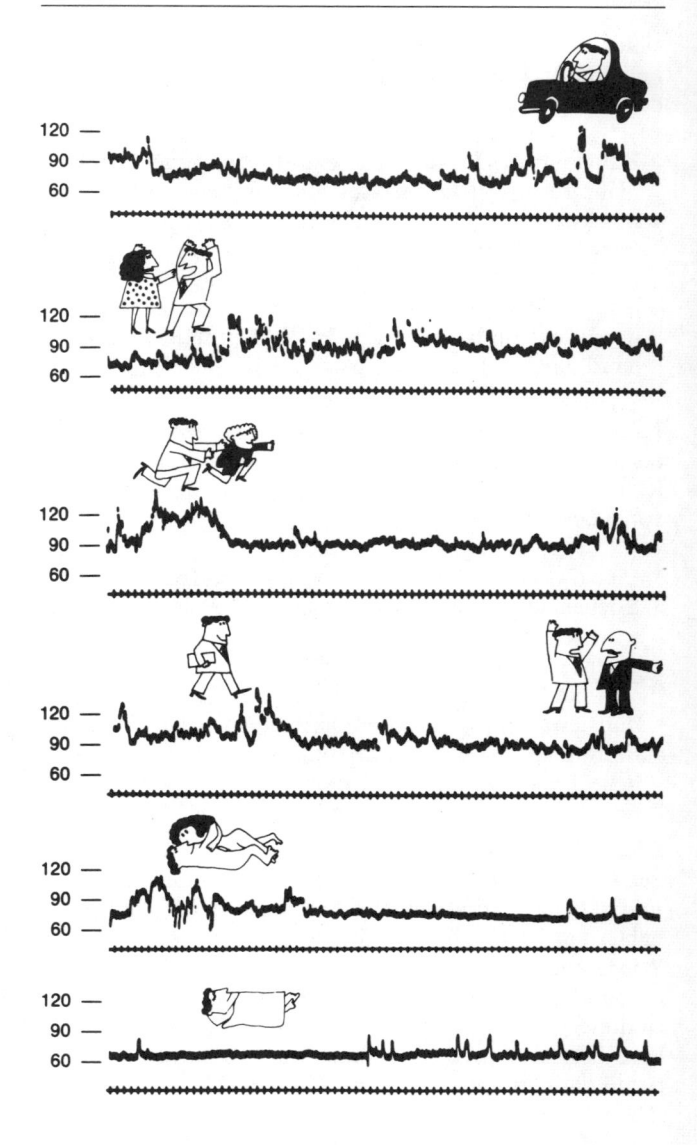

Abb. 4 Pulsfrequenz und sexuelle Aktivität (aus *Scheingold-Dreisinger, L., Wagner, N.:* Herz, Alter, Sexualität. Medical Tribune, Wiesbaden 1976)

siologisch auftretende Herzpalpitationen, schnelle Atmung und Blutdruckerhöhung nehmen sie als erstes Anzeichen dafür.

Dabei entspricht die durchschnittliche Herzbelastung beim Koitus etwa der Anstrengung, wenn man ein Stockwerk die Treppen hochsteigt oder einmal zügig um einen Häuserblock geht. Aufregung beim Autofahren oder bei einem Streit kann viel belastender sein (s. Abb. 4). Diese Information hat einen sehr beruhigenden Effekt auf Patientinnen in der Herzinfarktnachbehandlung.

Patientinnen mit *Rückenmarksverletzungen* entwickeln erstaunlich selten sexuelle Störungen, die durch diese Verletzungen verursacht sind. Ähnliches gilt von *gynäkologischen Operationen*.

Eine *Hysterektomie* hat keinen Einfluß auf das sexuelle Erleben, die organisch bedingt ist. Das ist eine entscheidende Information für die Frau, die meint, nach einem solchen Eingriff keine vollwertige Frau mehr zu sein. Schwieriger ist die Situation nach einer *Mastektomie*. Zwar hat auch diese Operation keinen direkten Einfluß auf die sexuelle Erlebnisfähigkeit, aber erhebliche psychologische Auswirkungen.

Diese Frauen, bzw. diese Paare, brauchen *immer* eine Sexualberatung. Das sexuelle Erleben nach einer *Mastektomie* ist beiderseits erheblich belastet, etwa 50% der Frauen haben eine deutlich verminderte sexuelle Appetenz. Die Wiederaufnahme sexueller Kontakte wird hinausgeschoben, schließlich vermieden – die Hemmungen sind zu groß. In dieser Situation können einige Gespräche Wunder wirken; der Arzt muß manchmal nur »Katalysator« sein, damit das Gespräch des Paares miteinander beginnt.

Sexualberatung bei jugendlichen Frauen

Hauptthema in dieser Altersgruppe ist die Kontrazeption. Hierzu verweise ich auf die ausführlich vorhandene Literatur (z. B. *Döring,* 1967, *Kubli* und *Herms,* 1980).
Im Vergleich dazu sind alle übrigen Themen von untergeordneter Wichtigkeit. Ich nenne nur einige davon:
Masturbation ist in der heutigen jungen Generation auch bei Frauen sehr verbreitet.

> Negative Auswirkungen sind durch Masturbation genauso wenig zu erwarten wie bei den Männern, im Gegenteil. Nach epidemiologischen Untersuchungen erleben Frauen über Masturbation eher ihren ersten Orgasmus als über den Koitus.

Diese Erkenntnis haben sich *LoPiccolo* und *Lobitz* für die Behandlung der Anorgasmie der Frau zunutze gemacht (s. S. 86). Die Masturbation kann nur dann zum Problem werden, wenn sich eine Frau darauf fixiert oder wenn es zur exzessiven Onanie kommt; beides ist selten. Die Fixierung kann Probleme in Partnerbeziehungen verursachen; die exzessive Onanie ist entweder ein Zwangssymptom im Rahmen einer psychischen Erkrankung, also nicht sexuell motiviert, oder Ausdruck einer hirnorganischen Enthemmung, also einer neuropsychiatrischen Erkrankung.
Orgasmus beim ersten Koitus ist selten.

> Es kann ein bis mehrere Jahre dauern, bis eine junge Frau ihren ersten Orgasmus beim Geschlechtsverkehr erlebt. Junge Frauen mit sehr frühzeitigen Koituserfahrungen brauchen hierzu besonders lange. In der Regel wünschen sich Frauen ein längeres Vorspiel, als ihre männlichen Partner glauben. Sie brauchen es auch oft, um einen Höhepunkt erleben zu können.

Bei *Schnabl* (1973), waren 20 % der Frauen eindeutig unzufrieden mit dem, was sie als Vorspiel in ihrer Partnerschaft erlebten.

AIDS: Ein ganz aktuelles bedrohliches Problem ist AIDS. Aus zwei Gründen will ich nicht ausführlich darauf eingehen:

– Das Thema ist noch zu aktuell, die weitere Krankheitsentwicklung noch so unklar, daß auch die Folgen noch nicht zu überschauen, höchstens zu erahnen sind.
– Das, was heute zur Prophylaxe einer Ansteckung getan werden kann, ist in den letzten Monaten erfreulicherweise so ausführlich propagiert worden, daß ich darauf nicht mehr hinzuweisen brauche.

AIDS verändert die sexuelle Szene: Im besten Fall wird die sexuelle Liberalisierung Einschränkungen erfahren, es wird einen Ruck ins Konservative geben; im schlechtesten Fall wird eine Polarisierung eintreten in eine gute, saubere, AIDS-freie Sexualität und eine schlechte, sündige, AIDS-gefährdete Sexualität. AIDS-Kranke sind bereits, so wie früher Syphilis-Kranke, diskriminiert und mit ihnen die sog. Risikogruppen, die Homosexuellen und die Drogensüchtigen. Für manche ist das ein willkommener Anlaß, diese Gruppen zu Sündenböcken zu machen, sie abzugrenzen.

Jugendliche zu Beginn der sexuellen Karriere haben es mit AIDS besonders schwer. War es früher, vor allem für junge Frauen, eine ungewollte Schwangerschaft, die die Sexualität risikoreich machte, ist es jetzt die Ansteckungsgefahr mit AIDS, die beide Geschlechter vehement trifft. Es geht ja schließlich um eine z. Z. unheilbare, zum Tode führende Krankheit.

Vor ungeschützten Gelegenheitskontakten können wir deshalb nur dringend warnen.

> Im Rahmen einer sich entwickelnden Partnerschaft halte ich es für richtig, wichtig und ganz natürlich, daß die Partner miteinander über eine AIDS-Gefährdung sprechen und sich eventuell bei sexuellen Kontakten weiterhin schützen, bis sie durch entsprechende Tests wissen, nicht gefährdet zu sein. So und durch ähnliches Verhalten lassen sich Ängste abbauen oder vermeiden, die sonst sicher das Erleben von Sexualität beeinträchtigen.

Wie stark Ängste auf die Sexualität der Frau einwirken können, wissen wir ja noch aus der Zeit vor Einführung der oralen Kontrazeption. Mir scheint – und das ist meine Hoffnung –, daß Jugendliche heute sehr viel schneller und leichter über diese *Ängste* miteinander reden und sich dadurch gegenseitig helfen können, als noch vor einigen Jahren.

Die Reaktion Jugendlicher auf die Sexualberatung

Buddeberg (1987) unterscheidet, wohl mehr aus didaktischen Gründen, vier Typen Jugendlicher, denen er in der Sexualberatung begegnet ist:

- *Die sexuell Gehemmten:* Er empfiehlt Vorsicht im Tempo der Aufklärung dieser Jugendlichen, sie sind schnell überfordert.
- *Die sexuellen Mitläufer:* Sie hören bei der Beratung freundlich zu, holen sich den Rat, dem sie dann auch folgen, aber lieber in der eigenen Gruppe Gleichaltriger (»Peer group«).
- *Die sexuellen Leistungssportler, vor allem Jungens:* Sie sind besonders anfällig für Versagensängste; Abbau ihrer fixierten Orientierung an überzogenen Normen sollte Beratungsziel sein.
- *Die sexuellen Idealisten:* Sie sind Argumenten gegen idealistische Entscheidungen, die sie später bereuen dürften, kaum zugänglich.

Junge erwachsene Frauen

Wenn sich eine feste Partnerschaft entwickelt hat, können sich Unterschiede im Erleben der Sexualität zwischen einer jungen erwachsenen Frau und ihrem Partner auftun, die nicht ohne weiteres durch die Liebe zueinander zu überbrücken sind. Natürlich wird das vor allem auf unterschiedliche Lebensentwicklungen, Lernerfahrungen, auf unterschiedliche sexuelle Sozialisation zurückgehen. Es gibt aber auch *sexualphysiologische Unterschiede* (s. S. 12 ff.):

- Der *sexuelle Reaktionszyklus* ist bei der Frau viel wechselnder als beim Mann.
- Die *Frau* scheint stärker auf *taktile* (Berührung) sexuelle Reize zu reagieren, der Mann stärker auf visuelle.
- Das *Orgasmuserleben der Frau* ist viel variabler; sie kann »schwache« Orgasmen haben, so daß es ihr schwerfällt, sie als Orgasmus zu empfinden (zur Entscheidung s. S. 16); sie kann mehrere Orgasmen nacheinander erleben. Der Mann dagegen benötigt nach seinem Orgasmus eine Refraktärzeit, bis er zu einer erneuten sexuellen Erregung fähig ist.

Auf den *Orgasmuszwang,* dem Frauen unterliegen können, habe ich schon hingewiesen (s. S. 60). Es scheint mir fraglich, daß es gelingen könnte, diese Persönlichkeitsvariable im Rahmen einer Beratung zu verändern. Der Hinweis, im positiven Sinne »egoistisch« zu sein, auch einmal an sich selbst zu denken und nicht nur an die vermeintliche Pflichterfüllung für ihren Partner, dürfte nicht schon zu einer Einstellungs- und Verhaltensänderung führen. Eine Psychotherapie im Sinne einer Fokal- oder Verhaltenstherapie wird nötig sein.

Mittlere Jahre der Frau

Die mittleren Jahre der Frau sind eine kritische Zeit, schwieriger als für Männer. Neben der *endokrinologischen Umstellung* (Klimakterium, ich verweise auf die einschlägige gynäkologische Literatur, z. B. *Eicher,* 1980) ergeben sich erhebliche soziale Veränderungen, vor allem für Frauen mit Kindern: Die Kinder sind groß geworden, sie verlassen das Haus, der bisherige Aufgabenbereich entfällt. Der Wiedereinstieg in einen früheren Beruf ist meistens äußerst schwer oder unmöglich. Neue Aufgabenbereiche zu finden ist auch nicht leicht. *Depressionen* können die Folge sein und die sexuelle Appetenz mindern.

Noch schwieriger kann die Situation für Frauen sein, die bis zum Eintritt ins Klimakterium unentschieden waren, ob sie sich ganz dem Berufsleben widmen sollen oder nicht doch noch Mutter werden. Ist jetzt die *biologische Entscheidung* gefallen und Mutterschaft nicht mehr möglich, kann das entlastend sein; häufiger ist es in dieser Situation belastend: Jetzt ist diese Möglichkeit endgültig verpaßt. Die Folge davon ist eine Depression, die mit einer Appetenzminderung einhergehen kann.

Aufgabe der Beratung in allen geschilderten Situationen ist es, die Zusammenhänge auch für die Patientin erkenntlich zu machen und anschließend mit ihr und ihrem Partner Alternativen zu entwickeln. Meistens findet sich ein anderer Aufgabenbereich, allerdings manchmal äußerst mühsam.

Eine weitere Gefahr für das sexuelle Erleben ist die *Abstumpfung* innerhalb einer langjährigen Partnerschaft. Ihre Hauptursache ist die Monotonie, die ja oft das gesamte Leben erfaßt hat. Gelingt es einem Paar, hier neue Impulse zu setzen, neue Interessen zu entwickeln, ihr Alltagsleben und ihre Freizeit umzugestalten, dann wirkt sich das nach meiner Erfahrung auch auf ihr Sexualleben positiv aus.

9. Therapie organisch bedingter Funktionsstörungen

Ich habe mehrfach betont: Sexuelle Funktionsstörungen der Frau sind sehr selten ausschließlich oder vorwiegend organisch bedingt. Eine Ausnahme ist das Störungsbild der *Algopareunie,* das zu etwa 50 % körperlich verursacht ist (s. S. 41 ff.). Dennoch sollte jede Frau mit sexuellen Störungen gynäkologisch untersucht werden.
Bei organischer Verursachung richtet sich die Therapie nach der Grundkrankheit. Wenn kleinere körperliche Störungen bestehen, die einen fraglichen Einfluß auf die Sexualstörung haben, hilft es der späteren Psychotherapie, wenn sie vorher beseitigt worden sind.

10. Psychotherapie

Für die ärztliche Tätigkeit gilt ganz allgemein: Es gibt keine klare Grenze zwischen Diagnostik, Beratung und Psychotherapie. Schon die Beratung, ja sogar die Diagnostik kann fokussierte gezielte psychotherapeutische Intervention sein:

- Eine junge Frau kommt wegen Orgasmusstörungen. Im diagnostischen Gespräch ergibt sich, die sexuelle Problematik ist eindeutig situationsabhängig: Sie lebt in einer Wohngemeinschaft; jedes Mitglied kann jederzeit in alle Zimmer. Bei sexuellen Kontakten mit ihrem Freund lebt sie ständig in der Angst, sie könnte im unpassendsten Moment gestört werden, sie ist dadurch überhaupt nicht »bei der Sache«. Dieser Zusammenhang wird ihr erst im diagnostischen Gespräch klar. Das aber genügte bereits, mit den Mitgliedern der Wohngemeinschaft zu sprechen und neue Vereinbarungen zu treffen. Die Orgasmusstörung trat nicht mehr auf.

Es gibt *orientierende Hinweise,* wann eine spezifische Psychotherapie notwendig ist. Sie lassen sich in folgende vier Punkte zusammenfassen:

- Die sexuellen Schwierigkeiten bestehen unverändert seit über einem halben Jahr.
- Die Patientin gibt deutlich sexuelle Versagensängste an oder vermeidet Sexualität.
- Die Patientin beschreibt erhebliche, seit Monaten bestehende Schwierigkeiten in der Partnerschaft.
- Einige beratende Sitzungen haben nichts an der Problematik verändert.

Die therapeutischen Verfahren

Indikationsbereich: Zur Behandlung einer sexuellen Problematik werden am häufigsten die Ehe- und Familientherapie (Kommunikationstherapie), psychoanalytisch orientierte Therapiemethoden und die Verhaltenstherapie benutzt.

Die *Ehe- und Familientherapie* ist angezeigt bei erheblichen Problemen in der Partnerbeziehung. *Psychoanalytische* und *verhaltenstherapeutisch orientierte Verfahren* eignen sich zur Behandlung sexueller Störungen, deren Ursachen in der Persönlichkeit liegen. Die *Verhaltenstherapie* hat ihr Hauptanwendungsgebiet bei Problemen im sexuellen Bereich selbst.

Die Therapeuten

Voraussetzung für die Übernahme einer Behandlung ist es, eine anerkannte Ausbildung als Psychotherapeut abgeschlossen zu haben. Zusätzlich benötigen die Therapeuten spezielle Erfahrungen in der Behandlung sexueller Störungen. Sie können an den Instituten für Sexualforschung der Universität Hamburg und Frankfurt a. M. in Seminaren, auf dem jährlich stattfindenden Fortbildungskongreß der Deutschen Gesellschaft für praktische Sexualmedizin erworben werden sowie in regionalen Fortbildungsgruppen.

Die Therapieformen, die ich jetzt skizzieren werde, sehen so einfach aus, aber »der Teufel steckt im Detail«:

> Ich kann nur dringend abraten, eine Therapie ohne entsprechende Vorerfahrung und ohne jegliche Supervision zu übernehmen. Das ist anders bei beratender Tätigkeit. Die hierzu notwendige Erfahrung kann man sich erarbeiten. Aber auch dann empfehle ich dringend, an einer sog. Balint-Gruppe teilzunehmen.

Ethische Aspekte: Die Therapie sexueller Störungen ist schon öfters ins Gerede gekommen. Einzelne Therapeuten haben sich unverantwortlich über ethische Grenzen hinweggesetzt. Sie haben den weitverbreiteten Phantasien neue Nahrung gegeben, über das, was alles Anstößiges in diesen Behandlungen angeblich geschieht und damit allzuoft das Ansehen der Psychotherapeuten gefährdet, die sich mit diesem Bereich beschäftigen.

Um so wichtiger ist es, auf die *ethischen Grundsätze* hinzuweisen, denen sich alle Therapeuten bei der Behandlung sexueller Störungen verpflichtet fühlen. Sie wurden von *Masters* et al. (1980) aufgestellt und sind unverändert als eine Selbstverständlichkeit gültig:

– Vor Beginn der Therapie sollten das Behandlungsverfahren und die vorgesehenen therapeutischen Interventionen mit dem Patienten eingehend besprochen und diskutiert werden.
– Die Therapie darf erst dann begonnen werden, wenn der Patient dem Arzt gegenüber sein Einverständnis mit der vorgesehenen Behandlung gegeben hat.
– Nacktheit des Patienten, des Therapeuten oder von beiden während einer therapeutischen Behandlungssitzung ist unethisch, da in unserem Kulturraum das potentielle Risiko eines solchen Verhaltens weit höher einzuschätzen ist als seine potentiell hilfreiche Wirkung.
– Es ist unethisch, sich als Arzt »aus therapeutischen Gründen« mit einem Patienten in sexuelle Handlungen einzulassen.

Ehe- und Familientherapie

In der *Ehe- und Familientherapie* beobachtet der Therapeut stets die *verbale* und *nonverbale Interaktion (Kommunikation)* eines Paares und zieht daraus seine Schlüsse für die Therapie. Er konfrontiert das Paar mit seinen gegenseitig oft destruktiven Verhaltensweisen und versucht zusätzlich, unbewußte frühkindliche Einflüsse bewußter zu machen, wenn sie ihm grundlegend erscheinen für das gestörte Verhalten zueinander und für die sexuelle Problematik. Viele Ehe- und Familientherapeuten versuchen dann, die gestörte verbale und nonverbale Kommunikation mit Methoden zu behandeln, die weitestgehend dem Repertoire der *Verhaltenstherapie* entstammen. Weitere Einzelheiten hierzu können bei *Mandel* et al. (1971, 1975) und *Hahlweg* et al. (1982) nachgelesen werden.

Psychoanalytische Partnertherapie in der Gruppe: Familientherapeuten haben die Erfahrung gemacht, daß Konflikte in Partnerbeziehungen sich in *Gruppen* leichter als in der Einzeltherapie behandeln lassen. Aus psychoanalytischer Sicht ist das Hauptproblem der gestörten Partnerschaft die Projektion frühkindlicher Wünsche, Erfahrungen, Ängste und Phantasien auf den Partner und ihre Kollision mit der Realität der Erwachsenenwelt. Entsprechend ist es das Ziel der Therapie, diese infantil-neurotischen Wünsche und Sehnsüchte zu erkennen und zu realisieren, daß ihre Erfüllung vom Partner nicht erwartet werden kann (*Sperling,* 1971).

Während der Behandlung soll es dem Patienten möglich werden, in Gegenwart der anderen Gruppenmitglieder ihren eigenen partnerschaftlichen Umgang mit der Situation der anderen Patienten zu vergleichen. Dabei passiert es in der Regel, daß sie zunächst für »den Balken im eigenen Auge blind sind, während sie den Splitter im Auge der anderen Partner sehen« (*Preuss,* 1973). Mit dem üblichen analytischen Vorgehen wird dann über Deutung und Klärung von Übertragungsphänomenen versucht, das oben angeführte Ziel der Behandlung zu erreichen. Dabei wird nach üblich psychoanalytischer Annahme erwartet, daß die Erkenntnis der Zusammenhänge bereits zur Beseitigung der Symptomatik führt.

Psychoanalytische Verfahren

Die *psychoanalytische Therapie* beruht auf der Annahme, daß Konflikte, die in der frühen Kindheit entstanden sind, aber nicht gelöst werden konnten und deshalb verdrängt wurden, im Erwachsenenalter als neurotische Symptome z. B. als sexuelle Probleme wieder auftauchen. Die Psychoanalyse strebt nun eine Nachreifung der Persönlichkeit an, indem diese verdrängten Konflikte und unterdrückten Gefühle aufgedeckt und verarbeitet werden. Das neurotische Symptom werde dadurch »sinnlos« und trete nicht mehr auf. Neuere Formen psychoanalytisch orientierter Therapie sind in Tabelle 8 aufgeführt, soweit sie sich für die Behandlung von sexuellen Störungen besonders eignen könnten. Vergleichende Untersuchungen oder umfassende Erfahrungsberichte mit Katamnesen liegen allerdings nicht

Tabelle 8 Psychoanalytische Verfahren

»Flash«-Technik (*Balint,* 1975)

Fokaltherapie

Psychoanalyse in Gruppen (*Wolf* und *Schwartz,* 1962)

Psychoanalytische Gruppen-Psychotherapie nach *Foulkes* (1965)

Aktionszentrierte Gruppen mit sozio-dynamischer Funktionsverteilung (*Heigl-Evers,* 1972)

---

vor, die die besondere Eignung bestätigen könnten. Weiterführende Literatur zu diesem Thema findet sich u. a. bei *Matussek* (1971), *Becker* (1980) und *Angermann* (1980).

Verhaltenstherapie

Das prinzipielle Vorgehen in der *Verhaltenstherapie* habe ich bereits früher beschrieben (*Kockott,* 1977). Ich will hier lediglich daran erinnern, daß die Verhaltenstherapie eine Reihe therapeutischer Methoden umfaßt, die alle auf empirischer Grundlage beruhen und größtenteils der Lernpsychologie entstammen. Entsprechend dem verhaltenstherapeutischen Denkmodell ist davon auszugehen, daß jede sexuelle Problematik auf einem ganz individuellen Bedingungsgefüge aufgebaut ist und deshalb auch eines individuellen Therapieansatzes bedarf. Deshalb gibt es auch nicht »die Sexualtherapie«.

Ich verstehe unter sexualtherapeutischem Vorgehen stets ein umfassendes verhaltenstherapeutisch orientiertes individuelles Behandlungskonzept. Dennoch konnten *Masters* und *Johnson* (1973) und später *Kaplan* (1974) zeigen, daß es möglich ist, für die Behandlung funktioneller Sexualstörungen Rahmenbedingungen anzugeben, an denen sich der Therapeut, aber auch die Patienten orientieren können. Ziel des therapeutischen Vorgehens ist es, Ängste, Unsicherheitsgefühle, Rollenfixierungen und andere Blockierungen abzubauen, die das sexuelle Erleben hemmen und

damit eine Befriedigung verhindern. Die Therapie soll helfen, möglichst optimale Bedingungen für die Erlebnisfähigkeit zu schaffen. Als Konsequenz dieser besseren Bedingungen sollte Sexualität positiver erlebbar und sexuelle Befriedigung erreichbar sein.
Eine wesentliche Voraussetzung für den Erfolg einer Therapie ist die Mitarbeit des Partners. Auch wenn der Partner das Sexualproblem des anderen nicht erkennbar verursacht oder aufrechterhalten hat, so ist doch davon auszugehen, daß es ihm durch sein bisheriges sexuelles Verhalten nicht möglich war, die Blockierungen der Partnerin zu beseitigen oder ihr zu helfen, ihre sexuelle Verkrampfung zu lösen. Vielleicht fördert er sie, ohne es im geringsten zu ahnen. Die therapeutische Intervention bezieht sich aus diesem Grund auf die sexuelle *Interaktion* des Paares – und damit auch auf den »gesunden« Partner. Somit wird verständlich, daß die Behandlung nur eines Partners in der Regel unzureichend bleibt. Oft aber ist der Partner zu keiner Mitarbeit bereit. Mit der Bemerkung, er habe kein sexuelles Problem und könne deshalb auch nicht einsehen, warum er zusammen mit seiner Partnerin in die Behandlung kommen soll, wehrt er sich gegen jeden Versuch eines gemeinsamen Gesprächs. Darauf habe ich schon hingewiesen (s. S. 67).
Für den Therapeuten gilt nun zu entscheiden, ob er der Frau trotzdem zu sexueller Erlebnisfähigkeit verhelfen kann. Ein Ansatzpunkt könnte z. B. sein, daß die Patientin sowohl im alltäglichen Verhalten wie im sexuellen Bereich mehr Durchsetzungsfähigkeit und Selbstsicherheit erlernt und sich auf diesem Weg ihre Sexualproblematik verändert.
In den letzten Jahren wurden auch einige zur Paarbehandlung *alternative Programme* entwickelt, die meistens in *Gruppensitzungen* durchgeführt werden (s. S. 90). Dennoch kann nach bisherigen Erfahrungen gesagt werden, daß alle diese alternativen Ansätze im Behandlungserfolg hinter der Paartherapie zurückbleiben. Eine recht erfolgversprechende Möglichkeit einer Behandlung bieten die Gruppenprogramme aber jenen Patientinnen, die keinen Partner haben.

Die therapeutischen Schritte

Das konkrete therapeutische Vorgehen ist in der *Anfangsphase* weitgehend ähnlich, gleichgültig welcher Art die Störung ist.

> Wichtiges Gebot: Zunächst kein Koitus.

Wir wissen, daß der Anspruch an die eigene Leistungsfähigkeit und die damit verbundene Angst, diesem Anspruch nicht zu genügen, sehr häufig wesentliche Faktoren sind, die eine Sexualstörung verursachen und aufrechterhalten. Aus diesem Grunde wird in einem ersten Schritt vom Therapeuten das Gebot erteilt, für die nächsten Tage und Wochen keinen Koitus zu haben. Allein dadurch können viele Spannungsmomente, die das Paar bisher belasteten, ausgeschaltet werden. Die Beziehung des Paares zueinander kann wieder intensiver und befriedigender werden.

Ziel des *nächsten therapeutischen Schrittes* ist es, unter dem Schutz dieses Gebotes das sexuelle Verhalten der Partner stufenweise wieder zu entwickeln, fast so, als hätten die beiden sich erst kennengelernt. Der Therapeut gibt dazu dem Paar jeweils Ratschläge und Anweisungen für bestimmte Übungen, die sie zuhause durchführen sollen.

> Ausgehend von der Hypothese, sexuelle Erregung und Abgelenktheit durch Angst, Selbstbeobachtung u. ä. seien miteinander unvereinbar, werden die Patientinnen angewiesen, sexuelles Verhalten nur soweit zu praktizieren, als es ihnen angenehm und ohne Angst möglich ist.

Wichtig ist dabei, daß der ungestörte Partner gebeten wird, den gestörten Partner niemals weiter zu drängen, als dieser von sich aus gehen will. Dieser stufenweise Aufbau des Sexualverhaltens gliedert sich in zwei therapeutische Abschnitte, dem *Sensate-Focus* und den *spezifischen Techniken*.

Sensate-Focus

Begriff und Methode des *Sensate-Focus* stammen von *Masters* und *Johnson* (1973). Sensate-Focus meint ein gegenseitiges Streicheln und Liebkosen der beiden Partner. Im einzelnen verläuft dieser Therapieabschnitt wie folgt: Beide Partner sind für sich und haben füreinander Zeit. Sie haben sich eine entspannte Atmosphäre geschaffen. In der Therapiesitzung vorher war gemeinsam bestimmt worden, welcher Partner mit Zärtlichkeiten beginnen und welcher Partner zunächst passiv bleiben soll. Die Genitalbereiche sollen zu diesem Zeitpunkt noch nicht in die Zärtlichkeiten eingeschlossen sein. Außerdem wird ausdrücklich davon abgeraten, eine besondere sexuelle Erregung oder gar einen Orgasmus herbeiführen zu wollen. Der »Empfänger« sollte nur darauf achten, daß der »Spender« keine unangenehmen Reizungen vornimmt. Er zeigt dem aktiven Partner, welche Form des Streichelns er als angenehm empfindet. Für den aktiven Partner ist es wichtig, darauf zu achten, welches Vergnügen es ihm selbst macht, den anderen zu streicheln. Die Angst davor, dem eigenen Leistungsanspruch oder dem vermeintlichen Anspruch des Partners nicht genügen zu können, wird dadurch deutlich reduziert.

Unter diesen Umständen werden sexuelle Reaktionen langsam wieder auftreten und angenehm und lustvoll erlebbar. Aufbauend auf dieser positiven Erfahrung können die beiden Partner jetzt ihre Zärtlichkeiten steigern und auch den Genitalbereich mit einschließen.

Die Sensate-Focus-Therapie verläuft mit individuell sehr unterschiedlicher Intensität und unterschiedlichem Tempo. In der Regel muß sie in kleinen Schritten und über einen längeren Zeitraum (etwa zwei bis drei Monate) erfolgen). In den dazwischenliegenden Therapiesitzungen werden mögliche Mißverständnisse und Fehler geklärt und die sich daraus ergebenden Konsequenzen für die kommenden Übungen zuhause besprochen. Parallel hierzu werden die immer auch vorhandenen Partnerprobleme behandelt.

Manchmal kompliziert sich die Therapie, wenn im Verlauf des Sensate-Focus andere, vorher eventuell unbewußte Ängste und Probleme auftauchen, die den weiteren Fortschritt in der Behandlung behindern. *Kaplan* hat speziell auf solche Probleme hingewiesen (1974) und Möglichkeiten aufgezeigt, wie sie überwunden werden können.

Spezifische Techniken

Wenn durch dieses erotisch-zärtliche Spiel der *sensorischen Fokussierung* lustvolles Erleben von sexueller Erregung (nicht Orgasmus) bei beiden Partnern möglich geworden ist, kann zu weiteren speziellen Schritten übergegangen werden.

Orgasmusstörungen

Kaplan (1974) bezeichnet den jetzt folgenden therapeutischen Schritt als *»nicht fordernden Koitus«*. Ziel dieses Schrittes ist es, die im Verlauf des Sensate-Focus erfahrene lustvolle sexuelle Erregung auch nach Einführen des Penis in die Scheide zu verspüren. Von therapeutischer Seite her ist es in dieser Phase äußerst wichtig, darauf hinzuweisen, daß nicht Orgasmus das erklärte Ziel der Behandlung ist, sondern die schrittweise zunehmende Erregung bzw. der weitere Abbau von Hemmungen, welche die Erregung blockieren. Daraus kann, aber muß nicht, Orgasmus resultieren. In der Therapiesitzung erhalten die beiden Partner dazu folgende Instruktionen:
Wenn beide genügend erregt seien, sollte sich die Frau über den auf dem Rücken liegenden Mann setzen oder knien. Nun soll sie den Penis einführen, kurzzeitig in der Vagina belassen und darauf achten, wie der Penis sich »anfühlt«. Dann könne sie allmählich beginnen, sich zu bewegen. Sie solle dabei den Penis vorübergehend als ihr »Instrument« betrachten, das ihr sexuelle Empfindungen ermöglicht und nicht auf ihren Partner Rücksicht nehmen. In gewisser Weise soll sie also zu diesem Zeitpunkt egoistisch sein, um ihre Vaginalempfindungen erleben zu können. Die Übung wird gewöhnlich beendet, wenn die Frau sich befriedigt fühlt und möglicherweise neue vaginale Empfindungen dazugelernt hat. Ein Orgasmus der Frau ist in dieser frühen

Phase der Behandlung nicht zu erwarten. Erst mit allmählich zunehmender eigener Sicherheit und der Fähigkeit, ihre eigenen Gefühle zu akzeptieren, wird unter Umständen der Orgasmus eintreten. Therapeutisch lassen sich hierfür *nicht immer* die optimalen Voraussetzungen schaffen. Die Erfahrung zeigt aber, daß fast jede Frau, die über Jahre hinweg unter ihrer fehlenden oder eingeschränkten sexuellen Erlebnisfähigkeit gelitten hat, schon sehr glücklich ist, wenn sie ihre sexuelle Erregung wieder empfinden und genießen kann. Eine Fixierung von seiten des Therapeuten oder der Patientin darauf, den Orgasmus erreichen zu *müssen,* würde die Frau wieder zurückführen in die gleiche Leistungsorientierung, die schon vor der Behandlung bestanden hatte. Dennoch kann die Wahrscheinlichkeit, daß der Orgasmus eintritt, zusätzlich erhöht werden, durch bestimmte therapeutische Maßnahmen, die meist parallel zum geschilderten Vorgehen durchgeführt werden oder schon vorher.

Zusätzliche Maßnahmen: Bei Patientinnen mit einer völligen *Anorgasmie* bewährt sich häufig, als Zwischenziel *Orgasmusfähigkeit über Masturbation* zu erreichen. *LoPiccolo* und *Lobitz* (1972) haben dafür eine entsprechende Therapie vorgeschlagen.

Selbstbefriedigung und manuelle Stimulierung während des Koitus wird von Frauen häufig praktiziert, das gehört inzwischen zu den üblichen Formen sexuellen Verhaltens. Die therapeutische Erfahrung zeigt jedoch, daß gerade Frauen mit sexuellen Problemen eine eher ambivalente, häufig auch eine völlig ablehnende Haltung gegenüber derartigen Sexualpraktiken haben. So sehr das Erlernen von Masturbation als Vorstufe zum Erleben eines Orgasmus von therapeutischer Seite her rational zu begründen ist, so wenig ist dies von vielen Patientinnen emotional zu akzeptieren. Jeder Therapeut muß sich deshalb klar darüber sein, daß er Gefahr läuft, sich über Normen und Einstellungen der Patientin hinwegzusetzen und ihr seine Normen und Einstellungen aufzuzwingen, wenn er vorschnell Masturbation in die Behandlung einführt.

Für mich zumindest ist es sehr fragwürdig, ob eine solche Behandlungstechnik *immer* den vielleicht möglichen Behandlungserfolg rechtfertigt.
Die Ursachen koitaler Orgasmusstörung liegen häufig in *Konflikten mit der Rolle als Frau,* also in Haltungen, die sich seit der Kindheit und Jugendzeit entwickelt haben. Bei diesen Patientinnen ist deshalb eine Änderung in den Einstellungen zumindest ebenso wichtig, wie die oben beschriebenen Übungen. Ich meine, sie ist am besten durch eine *Gruppenbehandlung* zu erzielen. Wissenschaftlich fundierte Untersuchungen zu dieser Frage wurden bisher nicht durchgeführt.

Vaginismus

Wie in einer Studie nachgewiesen (*Dittmar* und *Revenstorf,* 1977), geben Frauen mit *Vaginismus* wesentlich stärkere Ängste an als Frauen mit anderen sexuellen Problemen. Diese ausgeprägten Angstzustände sind wahrscheinlich der wichtigste Faktor für die Genese und die Aufrechterhaltung des Vaginismus. Von der Art der Ängste hängt das therapeutische Vorgehen ab. Manchmal erscheint es angezeigt, erst die sozialen Ängste mit einer *systematischen Desensibilisierung* oder anderen speziellen Verfahren zu behandeln, bevor die sexuelle Problematik angegangen wird. Meistens aber kann mit der Behandlung der sexuellen Problematik begonnen werden. Der häufig sehr rasche Behandlungserfolg wirkt dabei so selbstverstärkend auf die Patientin zurück, daß ein zusätzlicher Behandlungsansatz nicht mehr notwendig wird.
Für die Behandlung der sexuellen Problematik wird die Patientin folgendermaßen instruiert: Sie solle sich zuhause mit Hilfe eines Spiegels und durch leichtes Betasten mit dem Finger mit ihren Genitalien vertraut machen. Meistens ist diese Übung für die Patientinnen relativ unproblematisch. Wie die Anamnesen der Patientinnen zeigen, besteht oft ein befriedigender und lustvoller Austausch von Zärtlichkeiten mit ihrem Partner (häufig sogar mit Orgasmus) – allerdings nur bis hin »zur Gürtellinie«, dann erst treten Angst und Verkrampfung auf. Es ist meistens die

Angst vor dem »etwas in die Vagina einführen«, die es zu behandeln gilt.

Deshalb sollen die Frauen im nächsten Schritt versuchen, die eigene Fingerspitze in die Vagina einzuführen. Ist dies gelungen, wird man sie in der nächsten Sitzung ermuntern, die Einführung des ganzen Fingers zu versuchen usw. Ist diese Übung kein Problem mehr, kann man ihr Dilatatoren, z. B. Hegarstifte in ansteigender Folge mit nach Hause geben. Ähnlich wie vorher mit dem Finger soll sie nun die Einführung dieser Stifte vornehmen, nachdem ihr die Handhabung vorher vom weiblichen Klinikpersonal gezeigt wurde. Parallel hierzu oder zeitlich etwas versetzt kann damit begonnen werden, daß der Partner das Einführen übernimmt, jedoch mit der Weisung, stets jene Größe zu nehmen, die seine Partnerin schon vorher erfolgreich verwandt hatte. Wichtig ist, daß die Frau die Hand des Mannes dabei führt, so daß sie stets die Sicherheit hat, daß nichts geschieht, was sie nicht kontrollieren und steuern kann.

Danach wird versucht, Angstfreiheit beim Koitus anzustreben, indem die Frau wieder, wie bei den Orgasmusstörungen beschrieben, die Führung in den weiteren Therapieschritten übernimmt.

Sexueller Appetenzmangel

Patientinnen mit *sexuellem Appetenzmangel* sind am schwierigsten zu behandeln. Ist die Problematik Ausdruck ängstlichen Vermeidens von Sexualität, so kann therapeutisch genauso vorgegangen werden, wie ich es bei den Orgasmusstörungen beschrieben habe. Voraussetzung ist allerdings, daß die Behandlung in besonders kleinen Schritten erfolgt. Beim weitaus größeren Teil dieser Patientinnen bestehen jedoch erhebliche intrapsychische Konflikte, die zunächst nicht offensichtlich sind und von der sexuellen Problematik überdeckt werden. *Kaplan* (1979) schlägt deshalb vor, das sexualtherapeutische Vorgehen mit *psychodynamischer Einsichtsvermittlung* zu kombinieren. Die Patientin soll hierbei lernen, nicht gegen das Auftreten sexueller Gefühle anzukämpfen. Für die meisten dieser

Frauen bedeutet das, einzusehen, daß sie sich an negativen Gedanken über die Sexualität festhalten. Sie sollen erkennen, warum sie das tun, warum sie sich gegen ihre sexuellen Empfindungen sperren. *Kaplan* (1979) benutzt die Übungen der sensorischen Fokussierung dazu, psychotherapeutisch relevantes Material zu erhalten: Die Patientinnen erhalten die Aufgabe, sich während der sexuellen Übungen zu beobachten und darauf zu achten, welche Gefühle und Empfindungen auftreten. In der Behandlungssitzung bespricht die Therapeutin diese Erfahrungen und versucht gemeinsam mit der Patientin zu klären, warum sie auftreten und woher sie kommen. Sie entwickelt dabei diese Einsicht nur soweit, wie sie sie für die Fortführung der Behandlung für nötig hält. Kommt es während der Therapie zum Stillstand – und das ist häufig so – hält es Frau *Kaplan* für sinnvoll, die Patientin mit ihrem Abblocken des sexuellen Bereiches zu konfrontieren: »Es ist Ihre Entscheidung, ob Sie das weitertun wollen, die Problematik ist nur mit Ihrer Mitarbeit zu lösen.« Das kann genügen, den Stillstand aufzuheben.

Algopareunie (Dyspareunie)

Schmerzen beim Verkehr sind häufig organisch bedingt und müssen entsprechend gynäkologisch behandelt werden. Andererseits kann eine Algopareunie, der primär eine organische Erkrankung zugrunde lag, nach deren Abheilung aus psychologischen Gründen weiter fortbestehen. Die Behandlung hat sich nach der im Vordergrund stehenden Symptomatik zu richten. Werden die Schmerzen vornehmlich durch Verkrampfungen verursacht, z. B. durch Angst, weil die Frau weiß, daß der Verkehr mit Schmerzen verbunden sein wird, sollte man therapeutisch ähnlich wie bei der Behandlung des Vaginismus vorgehen. Häufig werden zusätzliche psychotherapeutische Maßnahmen, z. B. systematische Desensibilisierung notwendig sein.
Stehen eine Orgasmusstörung oder ein sexueller Appetenzmangel im Vordergrund, der durch das Ausbleiben der Lubrikation zu Schmerzen führt, muß die jeweilige Symptomatik entsprechend behandelt werden. Eine kombi-

nierte Anwendung der verschiedenen beschriebenen Verfahren ist nicht selten.

Therapeutische Weiterentwicklung

Aus ökonomischen Gründen und um die therapeutischen Vorteile einer Gruppe zu nutzen, wurde das von *Masters* und *Johnson* entwickelte *sexualtherapeutische Vorgehen in Gruppen von mehreren Paaren* angewandt. *Kaplan* (1974), *McGovern* et al. (1976), *Schneidman* und *McGuire* (1976) und *Golden* et al. (1978) behandelten Gruppen mit homogener sexueller Problematik mit gleichem Erfolg wie in Einzel- oder Paartherapie. Über eine erfolgreiche Gruppentherapie bei Paaren mit unterschiedlichen sexuellen Störungen berichten *Leiblum* et al. (1976). Auf das Masturbationsprogramm von *LoPiccolo* und *Lobitz* (1972) habe ich schon hingewiesen. Es eignet sich sehr gut zur Therapie für Frauen ohne Partner. *Barbach* und *Flaherty* (1980) und *Leiblum* und *Ersner-Hershfield* (1977) behandelten mit diesem Vorgehen Frauen ohne Partner in Gruppen, die noch nie einen Orgasmus hatten mit sehr gutem Erfolg. In diesen Gruppen wurde zusätzlich großer Wert darauf gelegt, das Selbstwertgefühl der Patientinnen zu bessern. Andere Autoren haben gezeigt, daß diese Form der Gruppentherapie auch für anorgastische Frauen, die in einer festen Partnerschaft leben, eine Alternative zur Paartherapie sein kann (*Ersner-Hershfield* und *Kopel,* 1979, *Wendt,* 1979).

Ich habe mehrfach betont, daß das beschriebene Vorgehen *nur einen Teil* der gesamten therapeutischen Aktivität darstellt, die nötig ist, um sexuelle Störungen zu behandeln. Die in jeder Psychotherapie notwendige Sicht auf das Ganze ist auch hier erforderlich. So kann z. B. die Besserung der sexuellen Problematik auch zu einer Verschlechterung der Partnersituation führen: Die nach erfolgreicher Behandlung gesteigerte Selbstsicherheit der Frau verunsichert den Mann in seiner bisherigen Rolle und kann so die bisher nach außen funktionierende Partnerschaft gefährden. Das muß in der Gesamtbehandlung berücksichtigt werden.

Der Therapie in der dargestellten Form wird häufig der Vorwurf gemacht, sie sei zu mechanistisch. Auch ich bin der Meinung, daß diese Gefahr bestehen kann, aber wohl nur dann, wenn dem Therapeuten die psychotherapeutische Grundhaltung fehlt. Die Behandlungen müssen deshalb in der Hand erfahrener Kollegen bleiben. Von den Patienten selbst wird sie nur manchmal und dann auch nur im Anfang technisch erlebt.

Der *therapeutische Erfolg* ist eindeutig. Übereinstimmend mit eigenen Erfahrungen (*Kockott* 1977) werden in der Literatur durchschnittliche Erfolgsraten von ca. 75% beschrieben, wobei die völlige Anorgasmie und der Vaginismus eine bessere, die koitalen Orgasmusstörungen und vor allem der sexuelle Appetenzmangel eine niedrige Quote erreichen. Die Erfolgsrate lag bei *Masters* und *Johnson* in einer Nachuntersuchung bis zu fünf Jahren auch bei rund 75%. Diese Ergebnisse sind damit besser als jene, die in früheren Jahren mit den traditionellen Psychotherapieformen zu erzielen waren. Die Nachuntersuchungen bestätigen auch nicht die Meinung vieler psychoanalytisch orientierter Autoren, die bei der beschriebenen Behandlungsform Symptomverschiebungen voraussagten und meinten, ein hypothetisch angenommener Konflikt werde als anderes Symptom wieder auftauchen.

> Natürlich hängen die Ergebnisse der Therapie neben der Art der Störung von Struktur und Tiefe der intrapsychischen Pathologie beider Partner und von der Qualität der Partnerbeziehung ab. Insgesamt gesehen ist jedoch die Behandlungsprognose weiblicher funktioneller Sexualstörungen mit dem beschriebenen kombinierten psychotherapeutischen Vorgehen günstig.

11. Sexualität und Schwangerschaft

Ich gehe nur auf das sexuelle Verhalten und Erleben von Sexualität *während und nach der Schwangerschaft* ein. Die hormonellen Veränderungen, die ganz sicher ihre Auswirkungen auf Erleben und Verhalten haben, bespricht ausführlich *Bancroft* (1985). Den Einfluß psychosozialer Faktoren erkennen wir aus vergleichenden Untersuchungen, die unter verschiedenen soziokulturellen Bedingungen stattfanden. Eine Übersicht gibt *Eicher* (1977). Im westlichen Kulturraum beschäftigten sich vor allem *Masters* und *Johnson* (1973) mit dieser Frage. Sie interviewten 111 Frauen und deren männliche Partner mit folgendem Ergebnis:

Erstes Trimester

Das Sexualverhalten scheint besonders abhängig zu sein von Geburtenzahl und sozialem Milieu, in dem die Frau lebt.
Nulliparae (Erstgebärende): 33 von 43 gaben eine Verminderung der sexuellen Erregung an; bei den meisten Frauen war hierfür zumindest zum Teil die Angst vor einer Schädigung der Frucht die Ursache. Alle 7 unverheirateten Nulliparae gaben ein völliges Fehlen sexueller Appetenz an; wahrscheinlich ist das auf die soziale Situation einer unverheirateten werdenden Mutter zurückzuführen.
Parae (mindestens 2. Schwangerschaft): Hier war keine wesentliche Beeinträchtigung der sexuellen Appetenz und Erregung zu bemerken.

Zweites Trimester

Alle Frauen berichteten unabhängig von Alter, Geburtenzahl und sozialem Status eine Zunahme der sexuellen

Appetenz und Intensität sexueller Reaktionen – das traf auch für sexuelle Phantasien und Träume zu.

Drittes Trimester

Das sexuelle Interesse läßt nach, am ehesten bedingt durch die körperliche Erschöpfung, weniger durch den ärztlichen Rat zur Enthaltsamkeit.
Pasini (1973) sowie *Eicher* (1977) konnten bei ihren Befragungen von je 100 Frauen diese Schwankungen des sexuellen Interesses während der drei Trimester der Schwangerschaft nicht feststellen. Sie fanden statt dessen einen kontinuierlichen Rückgang des sexuellen Interesses im Laufe der Schwangerschaft. Da sie aber ihre Frauen nicht, wie *Masters* und *Johnson,* während, sondern erst nach der Schwangerschaft befragt hatten, sprechen ihre Ergebnisse nicht unbedingt gegen die von *Masters* und *Johnson*.

Drei Monate nach der Geburt

Das sexuelle Interesse war bei der Hälfte der Frauen erniedrigt oder fehlte fast völlig. Als Begründung wurden hauptsächlich Müdigkeit, Schwäche, Schmerzen beim Verkehr und vaginaler Ausfluß angegeben. Die meisten hatten auch Bedenken, durch zu zeitig wieder aufgenommenen Verkehr könnten dauerhafte Schäden eintreten.
Die stillenden Mütter reagierten in vieler Hinsicht anders: Sie empfanden eine höhere sexuelle Appetenz, nahmen deshalb auch zeitiger wieder Sexualkontakte auf und erlebten oft während des Stillens eine sexuelle Stimulierung.

Befragung der Männer

Etwa 40% der Ehemänner hatten Ende des zweiten, Anfang des dritten Trimesters ein Nachlassen sexuellen Interesses an ihrer schwangeren Frau bemerkt, ohne daß die meisten einen Grund dafür angeben konnten. Wenn eine Begründung gegeben wurde, war es meist die Furcht vor einer Verletzung des Foetus oder der Frau.

Koitusabstinenz vor und nach der Geburt

Große Unsicherheit besteht bei den schwangeren Frauen und ihren Männern darüber, ob und wann sie im dritten Trimester und post partum Koitus haben können. Diese Frage muß sicher individuell entschieden werden. Pauschale Festlegungen z. B. auf 6 Wochen vor und 6 Wochen nach der Geburt können viel Schaden anrichten, wenn etwa der Mann nicht gewillt ist, ein Vierteljahr enthaltsam zu sein. Besonders bei Parae mag ein Koitusverbot vor der Geburt nicht unbedingt nötig sein. Postpartal wollen eine ganze Reihe von Frauen (offensichtlich vor allem diejenigen, die gestillt haben) relativ bald wieder sexuelle Kontakte aufnehmen. Nach einer normal verlaufenen Geburt spricht klinisch nichts dagegen. Andere Frauen wünschen sich eine längere Pause. Hier wird man abklären müssen, warum die längere Unterbrechung gewünscht wird. Wir müssen unrealistische Bedenken zerstreuen, andererseits Verständnis für die Wünsche der Frau beim Mann wecken.

> Feste Regeln für die Länge der Abstinenz vor und nach der Geburt gibt es nicht. Sie ist abhängig von der körperlichen und psychischen Situation der Frau.

Eine neuere Untersuchung von *Elliot* und *Watson* (1985) bestätigt die Ergebnisse von *Masters* und *Johnson,* zumindest soweit sie das sexuelle Verhalten und Erleben nach der Geburt betreffen. Sie gibt uns noch weitere wichtige Informationen:

Ein Jahr nach Geburt berichtete die Hälfte der Mütter und 20% der Väter über herabgesetztes sexuelles Reagieren. Das sexuelle Erleben entwickelte sich bei den Paaren nach der Geburt sehr unterschiedlich. Als Ursachen gaben die Paare körperliche Müdigkeit an und die durch den Familienzuwachs (oder Familiengründung) bedingten zeitlichen Einschränkungen.

> Es mag für junge Paare, die unter dieser nicht erwarteten Reduktion sexuellen Reagierens leiden, eine Erleichterung sein, zu hören, daß das eine sehr allgemeine und zeitlich begrenzte Erfahrung ist.

12. Sexualität im höheren Lebensalter

Im höheren Lebensalter verändern sich das Sexualverhalten, die Einstellung zur Sexualität und die physiologischen Reaktionen auf sexuelle Stimulierung. Diese Veränderungen werden oft als krankhaft mißdeutet. Das kann Angst und Unsicherheit verursachen und dadurch zu tatsächlichen Störungen führen. Aufklärung über die »Normalität« dieser Veränderungen ist deshalb nötig.

Sexuelle Aktivität

Die sexuelle Aktivität des Mannes bleibt zwar im Prinzip bis ins hohe Lebensalter erhalten, geht aber im Alter deutlich zurück.

> Frauen dagegen erreichen in der Regel ihr Maximum sexueller Aktivitäten etwa um das 30. Lebensjahr und bleiben relativ unverändert auf diesem Niveau. Das Absinken der sexuellen Aktivität im höheren Lebensalter der Frau ist eine Folge des Absinkens beim Mann.

50–60jährige Frauen, die mit deutlich älteren Männern verheiratet waren, gaben eine signifikant geringere Häufigkeit sexueller Kontakte an als Frauen der gleichen Altersgruppe, die mit jüngeren oder gleichaltrigen Männern verheiratet waren (*Christenson* und *Gagnon* 1965).

Es gibt eine Reihe von Faktoren, die im höheren Lebensalter auf die Häufigkeit sexueller Aktivitäten Einfluß nehmen: Das sind vor allem der körperliche und psychische Gesundheitszustand, aber auch die eigene frühere Sexualität und der Familienstand.

Familienstand

Wenn Möglichkeiten zu sexuellen Kontakten bestehen, werden sie auch im Alter wahrgenommen. *Newman* und *Nichols* (1960) befragten 250 Frauen und Männer im Alter von 60–93 Jahren. Über die Hälfte (149) lebten mit einem Partner zusammen. Von ihnen waren noch über die Hälfte einmal monatlich bis dreimal wöchentlich sexuell aktiv. Es ist jedoch offensichtlich selten, daß ältere Menschen noch sexuelle Kontakte aufnehmen, wenn keine Partnerschaft besteht. Knapp die Hälfte der Untersuchungsgruppe von *Newman* und *Nichols* war alleinstehend, geschieden oder – vorwiegend – verwitwet. Von diesem Personenkreis gaben nur noch 7 % sexuelle Kontakte an.

Früheres sexuelles Aktivitätsniveau

Über das *frühere sexuelle Aktivitätsniveau* gibt eine informative Untersuchung von *Martin* (1981) Aufschluß. Er untersuchte 188 gesunde Männer im Alter zwischen 60 und 79 Jahren, die in festen Partnerschaften lebten. Ich habe hierüber andernorts berichtet (*Kockott,* 1988). Interessant ist hierbei eine zusätzliche Beobachtung von *Martin*. Einige Männer berichten über leichte Erektionsschwierigkeiten, die jedoch in der Regel von ihnen selbst und *ihren Partnerinnen* als übliche Altersveränderungen akzeptiert wurden. Diese Männer fühlten sich nicht gestört, sie hatten keine Sexualängste entwickelt, so daß dadurch keine Verstärkung der leichten Erektionsschwierigkeiten eintrat.

Einstellung zur Sexualität

Über die *Einstellung zur Sexualität* existiert eine wichtige Untersuchung von *Schneider* (1980). Über Fragebögen hatte er 285 Personen befragt, die älter als 45 Jahre waren. Er teilte seine Population in eine jüngere (45–64 Jahre) und eine ältere Gruppe (über 64 Jahre) auf und verglich die Ergebnisse dieser zwei Populationen: Für die jüngere Gruppe hatte der Geschlechtsverkehr die höchste Bedeutung für das Erleben von Sexualität, gefolgt in weitem Abstand von den Dimensionen Zärtlichkeit und Zufriedenheit, also von Dimensionen, die die liebevolle Zuneigung zueinander ausdrücken. Bei der älteren Gruppe dagegen stand die Dimension Zärtlichkeit an erster Stelle für die Bedeutung des Erlebens von Sexualität, gefolgt von der Dimension Zufriedenheit. Erst an dritter Stelle folgte der Geschlechtsverkehr.

> Der *Geschlechtsverkehr* hat demnach im höheren Lebensalter bei weitem nicht mehr die zentrale Bedeutung wie in jüngeren Jahren, während die Bereiche Zärtlichkeit und allgemeine Zufriedenheit sehr viel wichtiger geworden sind. Die Qualität des Partnerschaftsverhältnisses, also die Liebe zueinander, hat somit im höheren Lebensalter für den sexuellen Bereich eine deutlich größere Bedeutung.

Ähnliche Ergebnisse sind uns auch von anderen Autoren bekannt (z. B. *Reedy* et al., 1981).

Altersbedingte Veränderungen in der Sexualphysiologie

Wesentliche Erkenntnisse über *altersbedingte Veränderungen in der Sexualphysiologie* haben *Masters* und *Johnson* (1967) mit ihren Untersuchungen geliefert: Wie beim Mann treten auch bei der Frau über 50 Jahre Veränderungen in der Sexualphysiologie auf, die keine Störungen sind. Im Vergleich zu Frauen unter 50 Jahren tritt bei ihnen die *Lubrikation* während der Erregungsphase wesentlich später ein. Grund hierfür ist die beginnende *Atrophie der Vaginalwand,* so daß die Transsudation erschwert ist. Durch diese beginnende Atrophie ist auch die *Dehnbarkeit der Vagina* eingeschränkt. Sie kann sich in der Plateauphase nur begrenzt ausdehnen. Weiterhin können im höheren Lebensalter (über 60 Jahre) die *Labia minora* leicht *schrumpfen,* dadurch ist die *Klitoris weniger geschützt* und kann schmerzempfindlich werden. Im übrigen bleibt ihre

Sensibilität aber unverändert erhalten. Die *Orgasmusphase* ist in der Regel wesentlich kürzer als in jüngeren Jahren. Es können schmerzhafte spastische Kontraktionen während des Orgasmus auftreten, das ist jedoch selten. Die *Rückbildung der sexuellen Erregung* tritt sehr rasch ein.
Insgesamt verändert sich die Sexualphysiologie im höheren Lebensalter bei Mann und Frau parallel zueinander. Nehmen beide Partner gegenseitig Rücksicht auf diese physiologischen Veränderungen, so kann es auch im hohen und sehr hohen Lebensalter zu befriedigenden sexuellen Kontakten kommen.

Sexualstörungen im höheren Lebensalter

Sexualstörungen sind in der Regel multifaktoriell bedingt. Im jüngeren Lebensalter überwiegen die psychischen Faktoren, im höheren Lebensalter werden die somatisch-pathologischen Befunde häufiger. Das betrifft insbesondere die Männer und macht die Erektionsfähigkeit anfällig.
Aus Gründen besserer Übersicht kann man Sexualstörungen im höheren Lebensalter danach unterteilen, ob vorwiegend der Patient, der Partner oder keiner von beiden darunter leidet und an einer Behandlung interessiert ist (Tab. 9).

Tabelle 9 Vorwiegend psychisch bedingte Sexualstörungen im höheren Lebensalter
Einteilung in Gruppen nach Behandlungsinteresse

| Interesse an Behandlung | | Leitsymptom |
Patient	**Partner**	
nein	nein	Herabgesetztes sexuelles Interesse
fraglich	ja	Herabgesetztes sexuelles Interesse
ja	fraglich	Sexuelle Versagens-, Leistungsängste

Veränderungen, an deren Behandlung beide Partner nicht interessiert sind: Der Arzt wird hiervon nur zufällig erfahren. Das sexuelle Interesse aneinander war z. B. schon immer nicht stark. Inzwischen ist der Sexualbereich in der Partnerschaft »eingeschlafen«. Vielleicht haben beide die Sexualität in einem anderen Bereich sublimiert. Da in der Regel in diesen Fällen das Paar ein Arrangement in beiderseitigem Einverständnis gefunden hat, ergibt sich auch keine Notwendigkeit beratender oder therapeutischer Intervention.

Der Partner leidet unter der Störung: Meistens handelt es sich um Störungen mit herabgesetztem sexuellem Interesse bei der Patientin. Hierfür gibt es viele Gründe:

Zunächst wäre an eine *Partnerproblematik* zu denken. Dann ist das sexuelle Desinteresse Ausdruck der Ablehnung des Partners.

Ein weiterer Grund können *berufliches Engagement* oder berufliche Sorgen sein; die Sexualität ist in den Hintergrund getreten.

Weiterhin ist ursächlich an *Depressionen* zu denken, vor allem deshalb, weil depressive Erkrankungen im Alter an Häufigkeit zunehmen. Eine erniedrigte sexuelle Appetenz gehört in der Regel zum depressiven Krankheitsbild. Die Diagnose Depression ist zu stellen, wenn sich weitere sogenannte Vitalstörungen wie Schlaf- und Appetitstörungen und Obstipation sowie Apathie, fehlender Antrieb, Empfindungsveränderungen etwa im Sinne eines Gefühls der Gefühllosigkeit u. ä. nachweisen lassen.

Fehlendes Wissen über bereits dargestellte physiologische Veränderungen im höheren Lebensalter können die sexuelle Appetenz erniedrigen. Dies insbesondere dann, wenn die Patientin der weitverbreiteten Meinung anhängt, nach dem Klimakterium käme es zum völligen Erlöschen sexuellen Interesses. Sie wird dann die üblichen altersphysiologischen Veränderungen als erstes Anzeichen hierfür mißinterpretieren und ihre sexuellen Aktivitäten werden sich im Sinne der sog. »Selbstprophezeiung« bis zum völligen Versiegen reduzieren. Manche Frauen ziehen sich auch deshalb aus dem sexuellen Bereich zurück, weil sie glauben, nun nicht mehr vollwertig zu sein, sich unattraktiv empfinden und dadurch in Selbstwertkrisen geraten.

Die Patientin leidet unter der Störung: Das erleben wir bei Frauen recht selten. Statt dessen leiden viele Frauen unter dem allgemeinen und *sexuellen Desinteresse,* das ihnen ihre männlichen Partner entgegenbringen. Ursachen hierfür habe ich bereits beschrieben (*Kockott,* 1988).
Manchmal entwickeln verwitwete Frauen sexuelle Störungen, wenn sie eine neue Partnerschaft eingehen. Ursachen können hier Schuldgefühle gegenüber dem verstorbenen Mann sein. Im höheren Lebensalter treten psychisch bedingte Sexualstörungen gern auch nach einem zunächst körperlich bedingten Versagen auf, etwa in der *Rekonvaleszenz* einer schweren Krankheit. Ich habe das Beispiel der Herzerkrankung bereits besprochen (s. S. 68)

Beratung

Beratung und psychologische Führung dürfte in vielen Situationen notwendig, aber auch ausreichend sein. Der Inhalt ergibt sich oft recht rasch. Einige Beispiele seien genannt:

Aufklärung über die physiologischen Veränderungen im höheren Lebensalter: Hier ist es wichtig, die enge Sicht von Sexualität, die nur auf den Geschlechtsverkehr bezogen ist, abzubauen und zu betonen, wie wichtig gerade im höheren Lebensalter die *Zärtlichkeit* wird. Es kann für ein Paar hilfreich sein, sich ein *erweitertes Petting* mit manueller Klitorisstimulation u. ä. zuzugestehen.

Abbau partnerschaftlicher Spannungen: Der Partner glaubt z. B., die sexuelle Problematik der Patientin bedeute Ablehnung des Partners. Tatsächlich stehen aber ganz andere Problembereiche hinter der sexuellen Problematik, z. B. Sorgen um ihre eigene Attraktivität.

Aufklärung über die körperliche Belastung durch sexuelle Aktivitäten, wenn, wie bereits erwähnt, bei Herzkranken unnötige Ängste entstehen (s. S. 68).

Therapie

Auf die *Therapie* körperlich bedingter sexueller Störungen bin ich bereits eingegangen (s. S. 76). Eine *Psychotherapie* wird nötig, wenn die Sexualstörung Ausdruck einer erheblichen Partnerproblematik ist. Ob sie gelingen kann, hängt davon ab, daß beide Partner hierzu ausreichend motiviert sind. Ist die sexuelle Störung durch starke Selbstunsicherheit oder durch Sexualängste bedingt, dann unterscheidet sich das prinzipielle therapeutische Vorgehen nicht von der Behandlung sexueller Störungen bei jüngeren Personen (s. S. 77 ff.). Erschwerend kommt allerdings hinzu, daß in der Regel ein sehr komplexes Bündel ursächlicher Faktoren besteht. Neben den genannten partnerschaftlichen Faktoren finden sich häufig auch somatische, partnerschaftliche und berufliche Teilursachen, die alle in der Behandlung mit berücksichtigt werden müssen.

Entsprechend bedarf es bei der Therapie einer engen Kooperation zwischen dem Psychotherapeuten und dem behandelnden Allgemeinarzt.

Literatur

1. Zitierte Literatur

Abramov, L. S.: Sexual life and sexual frigidity among women developing acute myocardial infarction. Psychosom. Med. 38 (1976) 418–425

Angermann, I.: Psychodynamik und Psychotherapie der gestörten Sexualiät. In: W. Eicher (Hrsg.): Sexualmedizin in der Praxis. Fischer, Stuttgart 1980

Balint, E., Norell, J. S.: Fünf Minuten pro Patient. Suhrkamp, Frankfurt/M. 1975

Barbach, L. & Flaherty, M.: Group treatment of situationally orgasmic women. J. Sex Marital Ther. 6 (1980) 19–29

Becker, N.: Psychoanalytische Ansätze bei der Therapie sexueller Funktionsstörungen. In: *V. Sigusch* (Hrsg.): Therapie sexueller Störungen. 2. Aufl. Thieme, Stuttgart, New York 1980

Bulpitt, C. J., Dollery, C. T., Carne, S.: Change in symptoms of hypertensive patients after referral to hospital clinic. Brit. Heart J. 38 (1976) 121–128

Christenson C. V., Gagnon J. H.: Sexual Behavior in a Group of older Women. J. Geront. 20 (1965) 351–356

Clement, U.: Sexualität im sozialen Wandel. Enke, Stuttgart 1986

Davis, K. B.: Factors in the sex life of 2000 women. Harper, New York 1929

Dittmar, F. u. Kockott, G.: Funktionelle Sexualstörungen der Frau – Diagnostik und Symptomatologie. Internist. prax. 23 (1983) 523–530

Dittmar F. u. Revenstorf, D.: Diagnostic aspects and therapeutic strategies for female sexual dysfunctions. Vortrag auf dem Internationalen Kongreß für Verhaltenstherapie und dem 7. Europ. Kongreß für Verhaltenstherapie in Uppsala/Schweden, 26. 8. 1977

Döring G. K.: Empfängnisverhütung. Thieme, Stuttgart 1967

Eicher, W.: Die sexuelle Erlebnisfähigkeit und die Sexualstörungen der Frau. G. Fischer, Stuttgart 1977

Elliott, S. A., Watson, J. P.: Sex during pregnancy and the first post-natal year. J. Psychosom. Res. 29 (1985), 541–548

Ersner-Hershfield, R. & Kopel, S.: Group treatment of preorgasmic women: Evaluation of partner involvement and spacing sessions. J. Consult. Clin. Psychol. 4 (1979) 71–77

Foulkes, S. H.: Group Psychotherapy. Penguin Books, London 1965

Garde, K., Lunde, I.: Female sexual behavior. A study in a random sample of 40 year old women. Maturitas 2 (1980) 225–240

Golden, J., Price, S., Heinrich, A. & Lobitz, W.: Group versus couple treatment of sexual dysfunctions. Arch. Sex. Behav. 7 (1978) 593–662

Hahlweg, K. Schindler, L., Revenstorf, D.: Reziprozitätstraining. Ein verhaltenstherapeutisches Programm zur Modifikation gestörter Partnerschaften. Springer, Berlin, Heidelberg 1982

Heigl-Evers, A.: Konzepte der analytischen Gruppenpsychotherapie. Vandenhoeck u. Ruprecht, Göttingen 1972

Herms, V.: Algopareunie – Kohabitationsschmerzen der Frau. In: *Eicher, W. u. H.-J. Vogt (Hrsg.):* Praktische Sexualmedizin 76. Medical Tribune GmbH, Wiesbaden 1976

Kaplan, H. S.: Disorders of Sexual Desire. Brunner/Mazel, New York 1979

Kinsey, A. C., Pomeroy, W. B., Martin, C. E. und Gebhard, P. H.: Das sexuelle Verhalten der Frau. S. Fischer, Frankfurt 1953

Klüver, H. and Bucy, P. C.: Preliminary analysis of functions of the temporal lobes in monkeys. Arch. Neurol. Psychiat. (Chicago) 42 (1939), 979–1000

Kockott, G.: Sexuelle Stör.: Verhaltensanalyse und -modifikation. Urban & Schwarzenberg, München, Wien, Baltimore 1977

Kockott, G.: Sexuelle Funktionsstörungen des Mannes. Enke, Stuttgart 1981

Kockott, G.: Männliche Sexualität. Hippokrates, Stuttgart 1988

Kubli, F., Herms, V.: Kontrazeption und Schwangerschaftsabbruch. In: W. Eicher (Hrsg.): Sexualmedizin in der Praxis. G. Fischer, Stuttgart, New York, 1980

Leiblum, S. R., Rosen, R. C. & Pierce, D.: Group treatment format: Mixed sexual dysfunctions. Arch. Sex. Behav. 5 (1976) 313–319

Leiblum S. R. & Ersner-Hershfield, R.: Sexual enhancement groups for dysfunctional women: An evaluation. J. Sex Marital Ther. 3 (1977) 139–145

Lindquist, G.: Über Sexualverhalten und Psychosexualität nach Hypophysektomie beim Menschen. J. Neuro-Visceral Relat. Suppl. X (1971) 671–676

LoPiccolo, J. & Lobitz, W. C.: The role of masturbation in the treatment of orgasmic dysfunction. Arch. Sex. Behav. 2 (1972) 163–171

MacLean, P. D. and Ploog, D. W.: Cerebral representation of penile erection. J. Neurophysiol. 25 (1962), 29–55

Mandel, K.-H., Mandel, A., Stadter, E. und Zimmer, D.: Einübung in Partnerschaft durch Kommunikationstherapie und Verhaltenstherapie. Pfeiffer, München 1971

Mandel, K.-H., Mandel, A. und Rosenthal, H.: Einübung der Liebesfähigkeit. Pfeiffer, München 1975

Martin, C. E.: Factors Affecting Sexual Functioning in 60–79-Year-Old-Married Males. Arch. Sex. Behav. 10 (1981) 399–420

Masters, W. H. und Johnson, V. E.: Die sexuelle Reaktion. Akademische Verlagsgesellschaft, Frankfurt 1967

Masters, W. H., Johnson, V. E., Kolodny, R. C., Weems, S. M.: Ethical issues in sex therapy and research, Volume 2. Little, Brown and Company, Boston 1980

Matussek, P.: Funktionelle Sexualstörungen. In: H. Giese (Hrsg.): Sexualität des Menschen. Enke, Stuttgart 1971

McGovern, K. B., Steward, R. S. & LoPiccolo, J.: Secondary orgasmic dysfunction, I. Analysis and strategics for treatment. Arch. Sex. Behav. 4 (1975) 265–271

Newman, G., Nichols, C. R.: Sexual activities and attitudes in older persons. J. Am. med. Ass. 173 (1960) 33–35

O'Connor, J. F., Stern, L. O.: Results of treatment in functional sexual disorders. N.Y. State J. Med. 72 (1972) 1927–34

Pasini, W.: Sexualität der Schwangeren. Sexualmed. 2 (1973), 250–252

Preuss, H. G.: Ehepaartherapie. Kindler, München 1973

Reedy M. N., Birren, J. E., Schale, K. W.: Age and sex differences in satisfying love relationships across the adult life span. Hum. Dev. 24 (1981) 52–66

Rogers, C. R.: Therapeut und Klient. Kindler, München 1977

Sanders, D., Warner, P., Backstrom, T., Bancroft, J. (1982): Mood and menstrual cycle. Submitted for publication

Schmidt, G., und Sigusch, V.: Jugendsexualität. In: Sigusch, V. (Hrsg.): Ergebnisse zur Sexualmedizin. Wissenschaftsverlag, Köln 1972

Schnabl, S.: Intimverhalten, Sexualstörungen, Persönlichkeit. VEB Deutscher Verlag der Wissenschaften, Berlin 1973

Schneider, H. D.: Sexualverhalten in der zweiten Lebenshälfte. Kohlhammer, Stuttgart 1980

Schneidman, B. & McGuire, L.: Group therapy for nonorgastic women: Two age levels. Arch. Sex. Behav. 5 (1976) 239–247

Schreiner, L., Kling, A.: Behavioral changes following paleocortical injury in rodents, carnivores and primates. First Int. Congr. Neurol. Sci., Brüssel. 21. Juli 1957

Schreiner-Engel, P.: Female sexual arousability: its relation to gonadal hormones and the menstrual cycle. Dissertations Abstracts International 41.02 (1980) 80–17, 527

Sigusch, V. und Schmidt, G.: Jugendsexualität. Dokumentation einer Untersuchung. Beiträge zur Sexualforschung 52. Enke, Stuttgart 1973

Sperling, E.: Psychotherapeutische Erfahrungen mit Ehepaargruppen. Z. psychosom. Med. Psychoanal. 17 (1971), 335–346

Terman, L. M.: Psychological factors in marital happiness. McGraw Hill, New York 1938

Udry, J. R., Morris, N. M.: Distribution of Coitus in the Menstrual Cycle. Nature 220 (1968) 593–596

Udry, J. R., Morris, N. M.: The distribution of events in the human menstrual cycle. J. Reprod. Fertil. 51 (1977) 419–425

Wabrek, A. J., Burchell, R. C.: Male sexual dysfunction associated with coronary heart disease. Arch. Sex. Behav. 9 (1980) 69–75

Wendt, H.: Indirekte Sexualtherapie aus der Ferne. Eine Untersuchung zur Auswirkung auf nicht behandelte Partner. Partnerberatung 1 (1979) 21–28

Wolf, A., Schwartz, E. K.: Psychoanalysis in Groups. Grune and Stratton, New York, London 1962

Zverina, J., Raboch, J.: Vorboten des Infarkts. Sexualmedizin 9 (1980) 446–447

2. Weiterführende Literatur

Bücher

Arentewicz, G., Schmidt, G. (Hrsg.): Sexuell gestörte Beziehungen, 2. Aufl. Springer, Berlin, Heidelberg, New York, Tokyo 1986

Bancroft, J.: Grundlagen und Probleme menschlicher Sexualität. Enke, Stuttgart 1985

Bräutigam, W.: Sexualmedizin im Grundriß. 2. Aufl. Thieme, Stuttgart, New York 1979

Buddeberg, C.: Sexualberatung, 2. Aufl. Enke, Stuttgart 1987

Eicher, W. (Hrsg.): Sexualmedizin in der Praxis. G. Fischer, Stuttgart, New York 1980

Haeberle, E. J.: Die Sexualität des Menschen. Handbuch und Atlas De Gruyter, Berlin 1983

Kaplan, H. S.: The New sex Therapy. Brunner/Mazel, New York (1974)

Kaplan, H.: Hemmungen der Lust. Enke, Stuttgart 1981
LoPiccolo, J. und LoPiccolo L. (Hrsg.): Handbook of Sex Therapy. Plenum Press, New York, London 1978
Masters, W. H. und Johnson, V. E.: Die sexuelle Reaktion. Rowohlt, Reinbek 1970
Masters, W. H. und Johnson, V. E.: Impotenz und Anorgasmie. Zur Therapie funktioneller Sexualstörungen. Goverts Krüger Stahlberg, Frankfurt 1973
Sigusch, V.: Therapie sexueller Störungen, 2. Aufl. Thieme, Stuttgart, New York 1980

Zeitschriften

Archives of Sexual Behavior. Plenum Press, New York
The Journal of Sex Research. The Society for the Scientific Study of Sex, New York
Zeitschrift für Sexualforschung, Enke-Verlag, Stuttgart

Informationsbücher

Barbach, L. G.: For Yourself. Die Erfüllung weiblicher Sexualität. Ullstein, Berlin, Frankfurt, Wien 1977
Barbach, L.: Für einander. Das gemeinsame Erleben der Liebe. Ullstein, Berlin, Frankfurt, Wien 1985
Claesson, B. H: Sexualinformation für Jugendliche. Neue Kritik, Frankfurt 1984
Cousins, J.: Make it happy. Rowohlt TB, Reinbek 1983
Heiman, J., LoPiccolo, L. und LoPiccolo, J.: Gelöst im Orgasmus. Entwicklung des sexuellen Selbstbewußtseins für Frauen. Verlag für humanist. Psychologie, Frankfurt 1978

Danksagung

Frau *Karin Steffens-Strohschön* danke ich herzlich für ihre engagierte Mitarbeit bei der Niederschrift des Manuskripts.

14. Sachverzeichnis

Abstumpfung, sexuelle 75
Abwehrmechanismen 58
AIDS 72
Algopareunie 30, 32, 41, 76, 89
– organische Ursachen 41
Alkohol 37
Alkoholismus, chronischer 65
Alltagsbelastungen 53
Anamnese 37
– gynäkologische 37
– internistische 37
– Medikamenten- 37
Androcur 21
Androgene 22
Androgenwerte 21
Angstabwehr 58
Angst vor Schwangerschaft 43, 53
Ängste, sexuelle 36
Anorexia nervosa 45
Anorgasmie 86
– koitale 31, 63
Antidepressiva 47
Appetenz, sexuelle 11, 12, 21, 22, 29, 32, 36, 51
Appetenzmangel, sexueller 30, 88, 89, 91, 92, 94, 98
Arzneimittel, sexuell störende 47
Arzt-Patient-Gespräch 33
»Auto-Sex« 53

Balint-Gruppe 78
Benzodiazepine 47
Beratung im höheren Lebensalter 100
Betarezeptorenblocker 47
Beziehungsangst 59

Darmoperationen 46
Depressionen 65, 74, 99
Desensibilisierung, systematische 87, 89
Deutsche Gesellschaft für praktische Sexualmedizin 66
Diabetes mellitus 44, 45, 69
Drogenabhängigkeit 65
Dysmenorrhö 22
Dyspareunie 30, 89

Ehetherapie 77, 78, 79
Eingriffe, chirurgische 44, 46
Einsichtsvermittlung, psychodynamische 88
Einstellung zur Sexualität im höheren Lebensalter 96
Ejaculatio praecox 53
Emanzipationsbewegung 51
Empathie 34
Enzephalomyelitis disseminata 46
Epilepsie 46
Episiotomie 44, 46
Erektionsschwierigkeiten 96
Erkrankungen, neurologische 44, 46
Erregtheit, sexuelle 36
Erregungsphase 13, 14
Erregungsstörungen, sexuelle 30, 32
Erwartungsangst 63
Erziehung, religiöse 62
Erziehungseinflüsse 52
Exploration 35

Familientherapie 77, 78, 79
Fettsucht 44, 45

»Flash-Technik« 81
Fokaltherapie 81
Fokussierung, sensorische 83, 84, 89
follikelstimulierendes Hormon 20
Frauen, lesbische 23
Frigidität 29
FSH 20
Funktionsstörungen, sexuelle 29, 55
- Antidepressiva 47
- Antihypertensiva 48
- Arzneimittel 47
- Häufigkeit 9
- Neuroleptika 48
- Organogenese 36, 43
- psychiatrische Erkrankungen 65
- psychoanalytische Überlegungen 58
- Psychogenese 36, 50
- Tranquilizer 47
- Weckmittel 47

Geschlechterrolle 51
Geschlechtsidentitätsangst 59
Geschlechtsorgane, weibliche 14
Geschlechtsverkehr im höheren Lebensalter 97
Gesprächsführung 34, 67
- Grundregeln 34
Gesprächspsychotherapie nach Rogers 34
Gestagene 21
Gruppen-Psychotherapie 81
Gruppentherapie, sexuelle 90

Herzbelastung, koitale 70
Herzinfarkt 45, 69
höheres Lebensalter 95
- altersbedingte Veränderungen in der Sexualphysiologie 97
- Einstellung zur Sexualität 96
- Häufigkeit des Geschlechtsverkehrs 97
- Sexualstörungen 98
- Beratung 100
- Therapie 101
- sexuelle Aktivität 95
Hypertonie 45
Hypnotika 47
Hypophysenvorderlappen-Gonaden-System 19
Hysterektomie 43, 44, 46, 70

Immissio 30, 42
Informationsmangel 99

Kastrationsangst 58
Kinsey-Report 24
Klimakterium 74
Klitorisreizung 52
Körperkontakt 30
Kohabitarche 25
Koitus, erster 26
»Koitus, nicht fordernder« 85
Koitus, schmerzhafter 30
Koitus, vororgastischer 30
Koitusabstinenz vor/nach der Geburt 94
Koitusdauer 25, 26
Koituserfahrung, erste 25
Koitushäufigkeit 27
Koitusstellung 25, 27
Koitusverhalten 26
Kommunikation, mangelnde 54
Kommunikationstherapie 77
Konzentrationsunfähigkeit 61

Laboruntersuchungen 37
Leistungsangst 50
Leistungsdruck 60

Lernerfahrungen, negative 57
LH 20
LH-Releasing-Hormon 20
LHRH 20
Liberalisierung, sexuelle 24
Liberalisierungsprozeß, sexueller 59
Libido 11
Lithiumsalze 48
Lubrikation 31, 89
– im höheren Lebensalter 97
luteinisierendes Hormon 20

Magersucht 44, 45
Mamillenerektion 17
Marihuana 65
Mastektomie 44, 46, 70
Masturbation 27, 31, 71, 86
Masturbationserfahrung 25
Masturbationsprogramm 90
Menarche 25
Menstruationsblutung 21
Multiple Sklerose 46
Mutter-Kind-Beziehung 59
Mythen, sexuelle 52

Neuroleptika 47, 66
– hochpotente 47
– niederpotente 47
Nierenerkrankungen 69
– chronische 44

Onanie, exzessive 71
Operationen, gynäkologische 70
Opiate 65
Orgasmus 17, 36
– erster 25, 26, 71
– gleichzeitiger 25, 26, 52
– klitoridaler 14
– vaginaler 14
Orgasmuserleben 74
Orgasmusfähigkeit im höheren Lebensalter 98
Orgasmusorientiertheit 59, 63
Orgasmusphase 13, 14
Orgasmusstörungen 51, 85
– koitale 63, 91
– vollständige 31
Orgasmuszwang 74
Östrogene 22
Östrogenspiegel 22
Östrogenwerte 20
Ovarektomie 43
Ovulationshemmer 21

Paartherapie 90
Papaverin 33
Partnerorientierung 60
Partnerproblematik 99
– verdeckte 56
Petting 30
Pharmaka 46
PIF 20
Plateauphase 13, 14
Progesteron 21
Prolactin 20
– inhibitingfactor 20
Prozesse, partnerdynamische 56
– Ambivalenzmanagement 57
– Arrangement 56
– Delegation 56
– Wendung gegen den Partner 57
Psychoanalyse 78, 79, 80
Psychotherapie 77
– Indikationsbereich 77

Querschnittslähmung 46

Reaktionen, extragenitale 17
Reaktionen, genitale 15
Reaktionen, physiologische 12
Reaktionszyklus, sexueller 13, 15, 74

Rollenkonflikt, weiblicher 87
Rückbildungsphase 13, 17
Rückenmarksverletzungen 70

Scheidenkrampf 30
Schizophrenie 65
Schlafmittel 47
Schwangerschaft und Sexualität 92
Selbstbefriedigung 86
Selbstverstärkungsmechanismus 63
Sensate Focus 83, 84
Serotoninstoffwechsel 20
»Sex flush« 18
Sexualberatung 66, 71
- bei körperlichen Krankheiten 68
- mit Partner 68
Sexualhormone 19, 21
Sexualität im höheren Lebensalter 95
Sexualmoral, strenge 62
Sexualphysiologie im höheren Lebensalter 97
Sexualsteuerung, zentralnervöse 18
Sexualstörungen
- ekklesiogene 62
- Häufigkeit 9
- im höheren Lebensalter 98
Sexualverhalten, derzeit praktiziertes 23, 25, 38
- Fragenkatalog in Stichworten 38
Steroidproduktion, ovarielle 20
Stimulierung, manuelle 86
Stimulierung, sexuelle 25, 27, 30, 95

- Brust 25, 27
- intravaginal 25, 27
- Klitoris 25, 27
Störungen, kardiovaskuläre 44, 45
Störungen, sexuelle
- Pharmaka 46
- Psychopharmaka 47

Temporallappenepilepsie 46
Testosteronspiegel 22
Therapie sexueller Störungen im höheren Lebensalter 101
Tranquilizer 47
Traumata, sexuelle 62
Triebangst 58

Umstellung, endokrinologische 74
Urämie 50, 68
»Urlaubssexualität« 53

Vaginaloperationen 46
Vaginismus 30, 31, 32, 63, 87, 89
Verhaltenstherapie 78, 79, 81
Verkrampfung 52
Vermeidungsverhalten, sexuelles 36
Versagensangst 50
Vorspiel 25, 26
Vorstellungen, falsche 52

Weckmittel 47

Zuckerkrankheit 46